JN241744

心理学から学ぶ健康

〜こころとからだと人間関係

近藤 卓 著

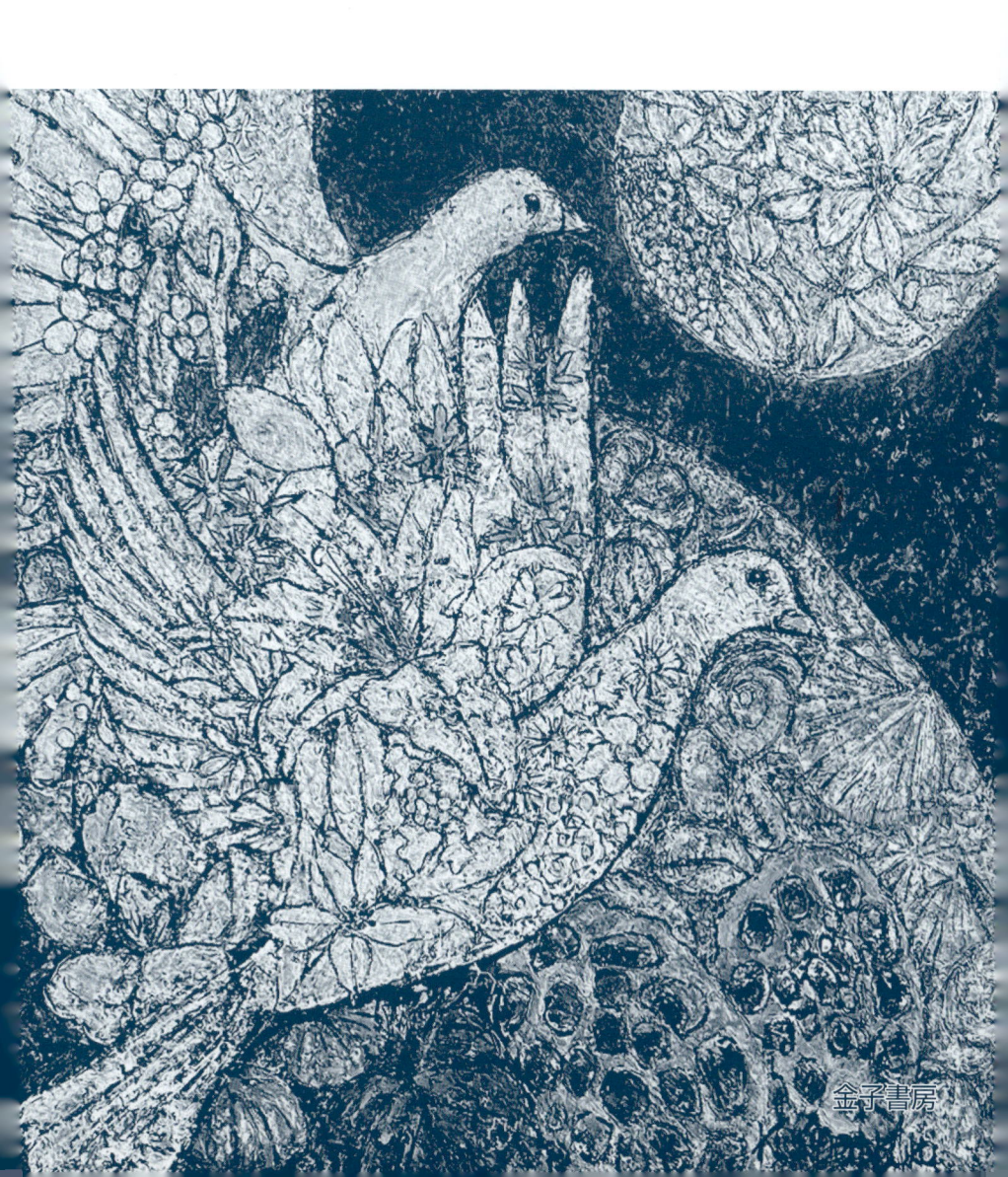

金子書房

　「健康」であることは、現代人にとって最も大切なことの一つだと思います。「健康」に生きること、暮らすことが重要だという意識は、さまざまな調査などでも示されていますし、実感として多くの人が共感できる思いではないでしょうか。その「健康」というものを、科学的な知見を踏まえて考えるための道しるべとして役立つことを願って、私はこの本を書きました。「健康」を考えると言っても、「健康」の世界はとても奥が深く複雑ですから、途中で道に迷ってしまうこともあるかもしれません。この本が、歩みを進めていくときの指針となることを願っています。

　「健康」について考えるとき、それは体の問題に限定されるわけではありません。体と心はつながっています。私たちは体だけで存在しているわけではないことは、誰でもが認めると思います。さらに、私たちは「体」と「心」から成り立っているとも、そう単純に言い切れるものでもありません。人は他者と関わり合い、「環境」と関わりを持ちながら暮らしています。「体」と「心」を持つ私たちは、まわりの人たちやさまざまな「環境」と関わりながら存在しています。

　私たちの「健康」はどのようにして成り立ち、維持され、さらには増進させることができるのでしょうか。「健康」を取り巻く多様な課題を有機的に結びつけながら見ていくことで、より深く自分自身と他者、そして人間というものの理解に近づけると考えています。勇気を持って、大きくつかみどころのない「健康」の世界に分け入ってみたいと思います。

　そんな大きな世界の冒険の旅に出かけるときには、よりどころとなる地図や道を切り開くための道具が必要となるでしょう。今回の旅の地図はこの本そのものです。旅の道連れとなる道具は「心理学」です。「心理学」の視点と方法論を道具として使おうと考えています。そういうわけでこの本は『心理学から学ぶ健康』という表題になりました。副題に「こころとからだと人間関係」とある意味も、もうお分かりいただけたことでしょう。

＊

　私は、大学では工学部と文学部で、それぞれ電気通信工学と考古学を学び、

高等学校教諭として電気関係や社会科の科目を担当してきました。10年余りの高校の教師生活の中で、さまざまな生徒の皆さんとお会いして、人の心に関心を持つようになり大学院に進学したのでした。大学院では精神衛生学と健康教育学を学び、現在は「人の心」に軸足を置いた健康教育学者として、教育と研究に取り組んでいます。

　思い起こしてみると、私はこれまで少なくない数の教壇に立ってきました。これからも立てる限り立ち続けるつもりです。40年以上にわたって、多くの大学でたくさんの学生の皆さんと時間を過ごしてきました。これらの大学で、私は教師として教える立場にありましたが、私が教えたことより学生の皆さんから教えられたこと、そして助けられたことの方が、はるかに多いと感じています。授業のたびに、教える方法について多くの示唆を受けましたし、教えることの意味も教えられました。そして、研究者としての私は、学生の皆さんから指摘された疑問や提案などによって、新たな発想を得ましたし、計り知れない力を頂きました。掛け値なしに、「教えることは教えられることだ」と、言い切れます。さらに言えば、互いが真理を目指す学究として、ともに学び考えるかけがえのない時間を持ってきました。

　学生としての私は、厳密に事実を観察し測定することの大切さを、一つ目の大学で学びました。二つ目の大学では、人の活動や生活そしてそこに生まれる物語を記述し読み解くことの大切さを学びました。それらの視点と方法論が、これまで私が「健康」に関する研究を進めるときの両輪でしたし、私の人生そのものを表しているとも考えています。おぼつかない足取りではありますが、ここまで「健康」の世界を歩いてきた、そんな私の現在の到達点が本書です。

　最後に、いつも的確な指摘をしてくださり、粘り強く著者に伴走して下さった金子書房編集部の岩城亮太郎氏に改めて感謝したいと思います。編集者としての岩城氏抜きには、この本が世に出ることはなかったでしょうし、自画自賛になってしまいますがこれほど中身の濃い信頼性の高い本にはならなかったことと思います。

　この本が、「健康」という果てしなく広い世界を探索していこうとする人たちにとって、信頼できる地図と道具として役に立つことを願っています。

目 次

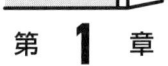

第 1 章

健康とコミュニケーション

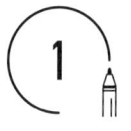

コミュニケーションはなぜ大切か

コミュニケーションと聞くと、まず思い浮かぶのは「交流」や「やりとり」といった言葉かもしれません。あるいは「情報交換」や「相互理解」という言葉も思い浮かびます。コミュニケーションとはなんなのでしょうか。また、コミュニケーションにはどのような役割があるのでしょうか。この章では、そうしたコミュニケーションについての根本的な疑問をまず考えていきたいと思います。

コミュニケーションが、現代ほど大切にされたことは、これまでなかったかもしれません。コミュニケーション能力があることが、社会人として、さらには人間として最も大切なことだと言われることがあります。ですから、その反面、コミュニケーションがうまく取れないことを揶揄するような言葉も聞かれます。コミュニケーションに障がいがあるというのです。私はそうした考え方は間違っていると思います。

そもそも、コミュニケーションは他者と比べて、うまいとか下手だとか評価されるべきものでしょうか。人にはそれぞれの性格があるのと同様に、コミュニケーションの取り方にも、個性というものがあるのだと思います。個性を比較して、どちらが優れているとか、どちらが劣っている、ましてや障がいがあるなどと評価するべきものではないのだと思います。

では、なぜコミュニケーションが大切だと言われるのでしょうか。それにはいくつか理由があると思われますが、その一つは国際化、グローバリゼーションという大きな社会の流れに原因があると考えられます。日本列島は四方を海

に囲まれた島国として、ある程度独自の文化を育んできたと言えるでしょう。そして、限られた地域社会の中で、互いを見知った人々が静かな暮らしを営んできました。そうした暮らしの中では、それほど強くコミュニケーションを意識しなくても、大きな支障を感じずに問題なく暮らせたのだと思います。もちろん、そうした密な社会関係によって息詰まる思いを抱え、苦しんでいた人たちもいたと思います。しかし、大勢としては互いに理解し、あるいは理解したつもりになって、平穏な暮らしが続いていました。

　そうした中で、とりわけ高度経済成長以後の社会において、外国との交流が盛んになされるようになってきました。企業や組織としての交流はもちろんのこと、私的な旅行などでも海外との交流が盛んになされるようになってきました。外国にルーツを持つ人々が国内で定住し、身近なところでそうした人々と関わりを持つことも、それほど珍しいことではなくなってきたのです。そうした中で、従前のコミュニケーションの取り方とは異なる方法が、要求されるようになってきたというわけです。

　コミュニケーションが大切な理由のもう一つは、コミュニケーションが健康の基本に関わっているからです。私は、コミュニケーションの大切さは、この健康との関連で語られるべきものだと考えています。そう考えると、コミュニケーションの大切さは、昨日今日急に高まったものではないのです。人が社会的存在として生きている限り、コミュニケーションは遙かな昔から、そして未来永劫にわたって大切なものなのです。

　コミュニケーションと健康が関わっているとは、何だか唐突なように感じたかもしれません。しかし、改めて強調しますが、コミュニケーションが大切なのは、人の健康と深く関係しているからなのです。コミュニケーションと健康がどう結びつくのか、どういうことなのか先の項で少し考えてみたいと思います。

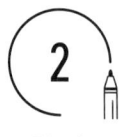

2　体の健康とは

　「健康ですか」と問われれば、体に痛いところはないし、熱もないし、美味しくご飯も食べられているとしたら、「私は健康です」と答えるかもしれませ

ん。健康といえば体の状態が良いことがまず思い浮かびます。

　体の健康の基本は、まず食べることです。適量を規則的に、美味しく食べられることほど大切なことはないと思います。幸せを感じる瞬間でもあります。もちろん、美味しいと感じる感じ方は、人それぞれです。新鮮な旬の食材を、なるべく素朴な形で調理して軽く味付けをしたものが美味しい、そう感じる人もいます。一方で、複雑な行程で手の込んだ調理をして、元の素材を思い浮かべることもできないほどの形にして、皿に美しく飾って盛り付けたものを食べることに喜びを感じる人もいるでしょう。

　まさに人それぞれで、どちらが良いとか正しいとかいう問題ではありません。美味しいと感じられれば、それで良いのだと思います。そして、いずれにしても、食べるということは、口に入れたものを咀しゃくし（噛み砕い）て、胃で消化し、それに続く腸で体に必要な栄養を吸収するということです。

　そして、食べただけでは、体の健康は保てません。食べたものが、体内に全て吸収されるわけではないのです。体を維持するために必要なものは、体内に吸収されて骨となり肉となって体を支えます。吸収されて保存されるだけでなく、すぐにエネルギーとして体を動かすことにも使われます。誰かとの会話で声を出したり、緊張して汗をかいたり、様々な形で外に出すという形での使われ方があります。そして、いよいよ不要になった部分を、個体や液体や気体の形で体外に排出します。つまり、食べたものの一部を、最終的には出すという行程があるのです。

　体の健康は、このように「食べる・飲む」という第一段階、それに続く「咀しゃく・消化・吸収」という第二段階、そしてエネルギーや排泄物として「出す」という第三段階が、滞りなく順調に進んでいくことで保たれるのです。

3　精神的な健康とは

　健康を考えるというと、まずこのように体の健康のことを考えるのが一般的です。しかし、人は体だけで成り立っているわけではありません。心の働きが、その人らしさを作り出し、その人をその人として存在させています。そしてさらに、そうした人々が互いに関係をもって影響を与え合いながら、社会を

表1 健康の定義（WHO、2020を筆者翻訳引用）

Health is a state of Complete physical, mental and social well-being and not merely the absence of disease or infirmity.

　健康とは、完全に身体的、精神的、社会的に良い状態のことであり、ただ単に病気や虚弱でないということではない。

WHO（World Health Organization：世界保健機関）
保健憲章前文・定義（1948年）

形成しています。つまり人と人の関係性が重要なのです。

　こうした人という存在の多面性を踏まえた上で、世界保健機関（WHO）の保健憲章の前文では健康が定義されています（WHO、2020）。要するに、健康とは「身体的、精神的、社会的」に良い状態であることだ、というわけです。

　前項で、体の健康は「食べる」「咀しゃく・消化・吸収」「出す」という三段階で成立することを説明しました。一般化して言えば、「入れる」「処理する」「出す」ということです。そして今、健康とは体が良い状態であるだけではなく、精神的・社会的な面でも良い状態であることが必要だとわかりました。つまり、精神的・社会的な面でも「入れる」「処理する」「出す」を考える必要があるということになるのではないでしょうか。

　ここでは精神的な面について考えてみます。精神的な面で「入れる」とはどういうことでしょう。それは、「見る・聞く・読む」といった作業に相当すると考えられます。周りの世界を見たり、物音を聞いたり、人の話を聞いたり、SNSの投稿や本を読んだりして、さまざまなことを知ったり、心で感じたりします。少なくとも起きて活動している間、私たちは五感を通して無数の経験をしています。言い換えれば、無数の情報を「入れる」活動をしています。机の上の本を読んでいる時でも、窓の外から様々な音が入ってきます。木々のざわめきや小鳥のさえずりが聞こえているかもしれません。

　一つ一つの無数の経験は右の耳から入って左の耳に抜けていくように通過していくだけ、あるいはすぐに忘れてしまうように思われるかもしれませんが、私はそれは違うと考えています。五感を通して、見たり、聞いたり、触ったり、嗅いだり、味わったりしたあらゆる経験は記憶され、私たちの脳の奥深く

に大切な資料として格納されます。毎日の生活で、そうした資料が次々と積み重なっていきますから、古い経験は無意識の底の方に押しつぶされた形になっています。でも、決して忘れたわけではないのです。思い出せないだけなのです。私たちは、生まれ出たその瞬間から、あるいは胎内にいた時からの、毎日の時間の中で得た「経験」という膨大な資料を、記憶の奥底に持っているのです。

　それでは「処理する」とはどういうことでしょうか。それは、見たり聞いたりして新たに知ったことや心で感じたことを、自分なりに判断して考え、自分の知識として蓄えることでしょう。鵜呑みにするのではなく、批判的に考えるという視点も重要です。すでに知っている知識や経験と照らし合わせて、今回の経験がどういう意味を持っているのか、それは大切なことなのか、間違ってはいないのか、自分にとってどんな意味を持っているのか、さまざまな視点から吟味します。

　すでに知っていた知識を整理することにも役立つかもしれませんし、今回得た経験によって新たな知識で、すでに保存していた知識を置き換えるようなこともあるかもしれません。状況証拠を積み重ねるように、これまで持っていた知識を補強することに役立つかもしれません。いずれにしても、「処理する」ことで人の心と頭は、より豊かなものになるに違いありません。

　そして最後は「出す」という段階になります。ここで「出す」とは、話すことや書くことだと考えられます。「出す」ことのうちでも、エネルギーとして、つまり何らかの役に立つような、力になるような出し方があります。一方で、どうでもいいこと、つぶやきやぼやきのような出し方もあるでしょう。いずれにしても、「出す」ことができて初めて精神的な健康の基本が保たれるのです。

　ただ、ここで大切なことがあります。「出す」ことができたとして、その「出したもの」はどうなるのでしょうか。ただ言葉としては語られたけれども、独り言として空中に投げ出された言葉では意味がないと思います。それでは、生きるエネルギーになっていないのです。それを、受け取ってくれる人、聞いてくれる人、読んでくれる人の存在が極めて重要です。

　では聞いた人、受け止めた人は、どうしたら良いでしょうか。それを、その

表2　コミュニケーションはなぜ大切？

- 健康（身体・精神・社会）の基本
- 入れる ➡ 処理する ➡ 出す
- 心のエネルギーになる
- うまくいかないと心の下痢や便秘を
  起こすこともある

人なりに受け止め、考え、吟味するのです。そして、その人のその時の思いを、その人の言葉で表現して返すのです。それを、また受け止め、考え、また言葉を発する。つまり、適切なコミュニケーションがあって、初めて精神的な健康が保たれるのです。言い換えれば、今述べたような二人のコミュニケーションが成立している時、その全体が二人にとって、それぞれの社会的な健康ということになるのでしょう。

　もし、受け止めてくれる人がいなくて、自分で考えたことを出すことができないとどうなるでしょうか。それを私は、「心の便秘」と呼んでいます。見たり聞いたり読んだりしたことを、自分なりに感じ、考えたけれども、その結果を受け止めてくれる人がいないので出すことができない。食べたものを処理したけれども、何らかの障害があって排便ができないとしたら便秘になってしまって、体の健康を大いに害します。同様に、語りたいのに聞いてくれる人がいない。書いたのに読んでくれる人がいない。そんな状態では、心の便秘状態になってしまいます。ですから、コミュニケーションが大切なのです。

　一方、見たり聞いたり読んだりしたことを、自分なりに考えたり判断したりすることなく、そのままの状態で誰かに話したり伝えたりするとしたらどうでしょう。処理が行われないで、入ってきた情報をそのままの形で垂れ流す。そんな状態を私は「心の下痢」と呼んでいます。「心の下痢」は、どんな状況で起こるのでしょう。体の下痢は、暴飲暴食や害のあるものを摂取した時などに起こります。同じように、「心の下痢」も膨大な情報を入力した時や、有害な情報を見たり聞いたりした時に起こります。

　近年、インターネットの急速な発達と広がりによって、かつて人類が経験したことのないほどの量の情報が、手のひらに乗った小さな端末でいつでも、どこでも、誰でもが得ることができるようになってしまいました。世界中のありとあらゆる場所から、膨大な視覚と聴覚の情報が発信され続けています。しかも、量の問題だけではなく、いろいろな意味で有害な情報も含まれています。

　ウィルスや雑菌が混じった、よくわからない料理を、目の前に山のように積

まれ、それを無制限に食い散らかしているような状態です。いつ「心の下痢」になってもおかしくないような状況で、私たちは日々を送っています。

　インターネットを遮断すれば、それらの情報が入ってくることを止めることができますが、完全に遮断したりすれば必要な情報をも拒絶することになります。その障壁を高くしすぎず、必要な情報を必要な時に必要な量だけ得るための適切な高さに設定し、常に状況を見ながら調整する技術と知識が必要なのです。それが、ネット社会をうまく生き抜くための、インターネット・リテラシーということになります。

　適切な量と適正な内容の情報を取り「入れる」。それを自分なりに「処理する」。その上で「出す」ための手段を持っていること。それが「心の便秘」にも「心の下痢」にもならずに精神的な面での健康な状態を保つために、とても大切なのです。

〔文献〕
WHO（2020）. Basic documents; Forty-ninth edition. https://apps.who.int/gb/bd/pdf_files/BD_49th-en.pdf#page=6（2024 年 7 月 26 日参照）

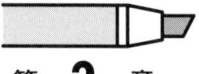

第 **2** 章

生活の中の幸せを
大切にしよう

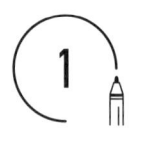

1　権利としての健康と幸せ

表3　悩みやストレスの原因の上位3位
（厚生労働省、2001）

順位	原因	回答率（％）
1位	仕事に関すること	37.2
2位	自分の健康・病気	29.8
3位	収入・家計・借金	22.1

　厚生労働省の国民生活基礎調査によると（厚生労働省、2001）、表3にあるように悩みやストレスの原因は、1位が仕事のこと、2位が自分の健康・病気のこと、そして3位が収入・家計・借金になっています。安定した仕事に従事し、病気などの心配がない状態で、かつ自分にとって必要な収入が得られれば、悩みやストレスと無縁の生活になる可能性が高いということです。

　では、悩みやストレスがなければ幸せでしょうか。そもそも幸せとはどういうことでしょうか。欲しいものを手に入れた時に、幸せになれるという考え方もできますが、それだけで良いのでしょうか。

　イソップ物語に「田舎のネズミと町のネズミ」という、よく知られたお話があります。田舎のネズミが町のネズミを食事に招くのですが、麦などの質素な食事でした。お返しに町のネズミが田舎のネズミを、自分のすみかに招待します。果物やチーズや蜂蜜など、ご馳走が山のようにあります。喜んで食べようとした時に人間が入ってきて、2匹は慌てて逃げ出します。そこで田舎のネズミは、欲しいものが手に入っても危険と隣り合わせじゃ元も子もない、と悟るというお話でした。

　もちろん、欲しいものが手に入って、しかも危険も不安もなく心配のない生

活ができれば、それに越したことはないかもしれません。でも、なかなかそう そう、うまくはいかないのが現実でしょう。ショッピングモールやデパートなどで買い物をしていると、「ごゆっくりと、お買い物をお楽しみください」というアナウンスが聞こえてくることがあります。確かに、欲しいものをいくらでも買えるならば楽しいかもしれませんが、壊れてしまったものを仕方なく買い替えるために買い物に来ている人にとっては、買い物は「お楽しみ」ではないかもしれないのです。必要に迫られてやってきたデパートで、キラキラ輝く新製品を横目で見て、逆に暗い気持ちになってしまう人だっているかもしれません。

テレビドラマや映画などで、主人公が誰かと出会って恋をして結婚して幸せになり、さらに子どもが生まれる場面が幸せの絶頂のように描かれることがあります。果たしてそう単純なものでしょうか。結婚が幸せ、子どもができれば幸せ、そういった画一的な幸福観にとらわれないことも、とても大切なことだと思います。結婚しない生き方、子どもを持たない人生観もあります。

経済的に豊かであったり、勝負に勝ったり、成功したりすれば幸せになれるのでしょうか。ストレスがなければ、幸せなのでしょうか。ストレスのない暮らしが、究極の形なのでしょうか。

そもそも人生とは、苦しみの中にあるという考え方もあります。四苦八苦しながら生きていくものなのかもしれません。仏教の考え方で示されている生老病死の四苦は、人として逃れようがありません。そして生きて行く過程で、愛別離苦（愛する人と別れなければならない苦しみ）、怨憎会苦（怨み憎む相手と出会わなければならない苦しみ）、求不得苦（欲しいものが手に入らない苦しみ）、五蘊盛苦（この体があり生きていることで生じる苦しみ）の四苦があるのだという仏教の考え方もあります。人生から完全にストレスを切り離すことは難しいのです。

体を鍛えようと思って、筋力トレーニングをすることがあります。これは、筋肉にストレスをかけているのです。適度なストレスをかけることで、筋肉は一層強く鍛えられます。子どもが、学校の勉強の意味がわからないといって投げ出すことがあります。因数分解や微分積分など、これからの人生で使う可能性がほとんどないのに、なぜ理解しなければならないのかというわけです。確

かに、大多数の人にとって、生活上で因数分解や微分積分は使わないかもしれません。ではなぜ、そんな役に立ちそうもないことに、取り組まなくてはならないのでしょうか。

それは、筋力トレーニングと同じような意味があるからだと思います。覚えたり計算したり考えたりすることで、頭脳にストレスをかけています。いわば「頭脳の筋トレ」をしているようなものです。そうすることで、頭脳が活性化し、より働きが高まるのです。

つまり、ストレスにも良いストレスがあるということなのです。それは過度なストレスではありません。あくまでも適度で適切なストレスをかけることで、身体も頭脳もより強く逞しくなるのです。

内閣府が行った調査によると生活満足度を判断する際に、重視した事項という質問に対しての回答は、年齢階層別に違いはあるものの、いずれの年齢層でも「家計と資産、健康状態、生活の楽しさ・面白さ」の3項目が重視されています（内閣府、2024）。

日本国憲法には、国民としてあるべき規準と、国として果たすべき義務が述べられています。その中でも、ここでは第25条を見てみたいと思います。その条文を見ると、国民には「健康で文化的な最低限度の生活を営む権利」があるとし、国にはそれを保障する義務があるとしています。前の章で触れたように、「健康」をどう捉えるかの議論はありますが、先の調査で多くの人が大切だと答えた「健康」とは国によって保障されているのです。憲法第25条は、国民の健康権を規定したものだといえます。

またここでは「健康」だけでなく「文化的」な生活も権利として保障されています。これも「健康」と同様に複雑で広範かつ深淵な議論が必要な概念です。何を持って「文化的」と言えるのでしょうか。その議論をする際に合わせて議論を呼ぶのが、「最低限度の生活」ということです。この最低限度の線引きを、どのあたりに設定するのか。単純に、年収や所得などの数値で線を引いておしまいとし

表4　憲法第25条

> すべて国民は、<u>健康で文化的な最低限度の生活を営む権利を有する</u>。
> ②国は、すべての生活部面について、社会福祉、社会保障及び公衆衛生の向上及び増進に努めなければならない。（下線は筆者）

て良い、ということにはならないでしょう。年齢や立場、心身の健康状態や家族構成など、さまざまな要因によってその人の「最低限度」の境界は異なってくるからです。

　一例として、年齢と健康の関係について見てみましょう。図1は、有訴者率のグラフです。心身のどこかに不調を感じていて、具合が悪いことを訴えている人の率です。年齢で見ると、若年層に比べて高齢者の率が高いことがわかり

図1　性・年齢階級別にみた有訴者率（人口千対）（厚生労働省、2023 より作成）

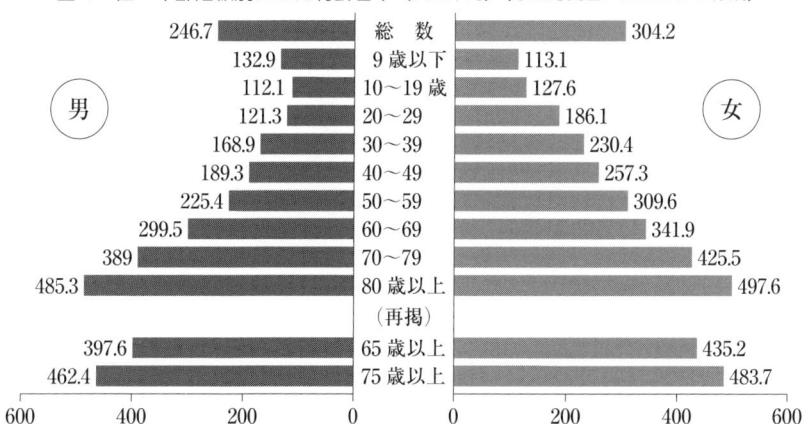

図2　性・年齢階級別にみた通院者率（人口千対）（厚生労働省、2023 より作成）

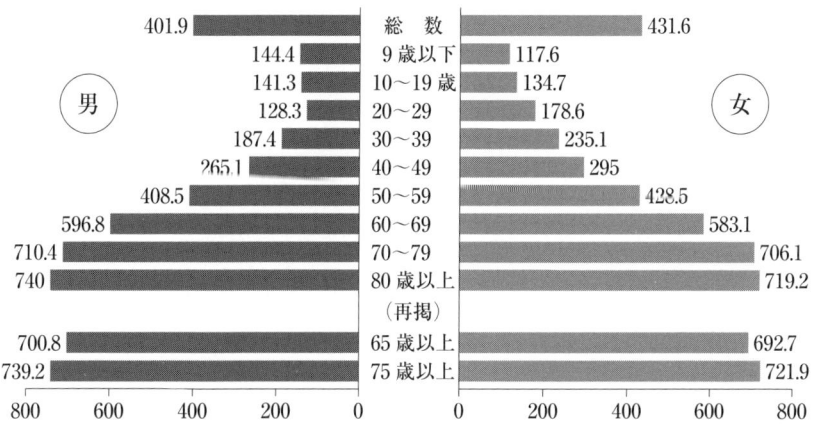

ます。性別では、全体に女性の方の有訴率が高いようです。

　一方で図2を見てください。これは通院者率です。全体的な印象としては、有訴者率と同じような傾向が見て取れます。つまり、若年層より高齢者層の方が率が高いのです。

　これら二つのグラフを個別に見比べていくと、非常に興味深いことがわかります。例えば、10〜19歳の若い層の人口千対の有訴者率を見ると、男性で112.1、女性で127.6、通院者率では141.3と134.7となっています。それに対して、例えば70〜79歳の高齢者の有訴者率は、男性で389.0、女性で425.5なのに対して、通院者率では710.4と706.1と大きく増加しているのです。

　つまり、若年者層と高齢者層を比べると、有訴者率より通院者率が多いという傾向は同じですが、高齢者では具合が悪くないのに病院に行く人が、若年者に比べてかなり多くなっているということが起きています。

　これは一例に過ぎませんが、健康や生活のことを考えると、一人一人その基準が違っているということがわかるでしょう。「健康」で「文化的」な「最低限度」の「生活」は、一律に規定することが難しい、きわめて個人的・個別的な問題なのだということです。

　また人がどのような状況にいて、どのような欲求を抱えているかによっても「幸せ」についての感じ方は変わってくると思われます。心理学の面から人の欲求を検討したものに、マスローの欲求5段階説というものがあります（マスロー、1964）。マスローは、人間の欲求を「欠乏欲求」と「成長欲求」の二つに大別しました。「欠乏欲求」は、不足している時にそれを満たしたいと思うことで、それが満たされると満足感を得られることになります。「成長欲求」は、自分の力を確認し、それ以前より自分が成長したことを確認できた時に満たされる欲求です。

　この考え方によると、「欠乏欲求」として「生理的欲

図3　マスローの欲求5段階説
（マスロー、1964より作成）

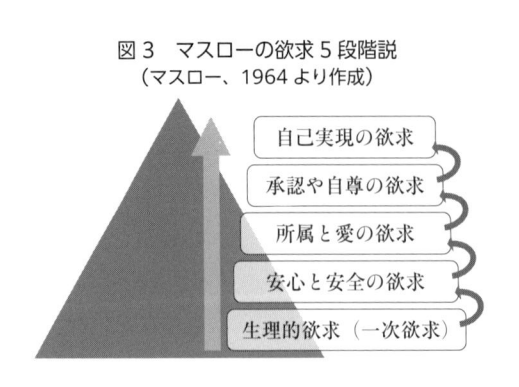

求」と「安心と安全の欲求」が、人が生
きるために基本的な欲求として大切だと
いわれます。生存が保障されてから、よ
うやく社会的存在としての「所属と愛の
欲求」が生まれます。心理的にも身体的
にも、人は一人では生きられないからで
す。そして、集団の中で自分の成長を確

表5　憲法第13条
すべて国民は、個人として尊重される。生命、自由及び<u>幸福追求</u>に対する国民の権利については、公共の福祉に反しない限り、立法その他の国政の上で、最大の尊重を必要とする。（下線は筆者）

認したいという「成長欲求」が芽生えてきます。集団に所属して、力を出し合
い助け合いながら人は生きていきます。そしてそのことが満たされると、次に
集団での承認を得たり尊重されたりすることが望まれます。それが「承認や自
尊の欲求」です。そうした段階を経て、最終的には自分らしく、自分にしかで
きない生き方を求めるようになります。それが「自己実現の欲求」です（図
5）。

　人が自分らしく生きようとすること、それが幸せへのひとつの道すじだと思
います。お互いに尊重しあい生きていくこと、それは憲法第13条でも幸福権
として保障されているのです。

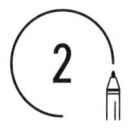

2　ストレスと幸せの関係

　ストレスについては、第5章でもう一度詳しく考えますが、ストレスを好ま
しいものと考える人は少ないでしょう。ストレスはない方が良いし、さらに言
えばそのストレスの原因となるストレッサーはできれば避けたいと思うのが自
然です。では、ストレスさえなければ幸せと言えるでしょうか。

　ストレッサーには、身体的なもの心理・社会的なもの環境的なものと様々な
ものがあります。例えば、環境からの有害な刺激を一切なくすとどのような
ことでしょうか。想像してみましょう。暑すぎず寒すぎない気温、快適な湿
度、賑やかな外からの音ではなく心地よい風の音がかすかに聞こえます。視界
に入るものも、豊かな自然の緑と白い雲が浮かぶ青空です。ストレスを感じさ
せるものは何もありません。目に入るのは林立するビル、その隙間からわずか
に覗く空、行き交う車の騒音と濁った空気、蒸し暑く居心地の悪い目の前の生

活からすると、夢のような環境です。

　先程も触れたイソップ物語の「田舎のネズミと街のネズミ」を思い出してください。田舎のネズミは刺激のない毎日ですが、自由な暮らしをしています。贅沢な食べ物がある都会のネズミの家に招かれた田舎のネズミは、感心して羨ましがります。それも束の間、人間に追い立てられ命からがら逃げ帰ります。

　ストレスのない自由な暮らしの、田舎のネズミが幸せなのでしょうか。それとも、ストレスと危険がいっぱいあるけれども、物質的な豊かさのある都会のネズミの暮らしの方が望ましいのでしょうか。

　価値観の問題なのかもしれません。2019年から4年にわたって続いた新型コロナウィルスによる感染症の広がりで、それまでの都会での暮らしに疑問を感じた人たちが少なくなかったようです。その結果、感染症の心配が少ないと考えられた野外でのキャンプや、田舎暮らしでのリモート・ワークなどのブームが起こりました。移住や二拠点生活、などの言葉がメディアをにぎわし、一種のブームのような状態になりました。NHKのテレビでは、移住した人たちの奮闘を取材した、「いいじゅー‼」（良い移住の意）という番組さえ2022年から始まり、2024年時点でも続いています（NHKアーカイブスより）。

　もちろん、こうした状況の背景には、すでに問題が顕在化していた都市への人口集中と地方の過疎化という、日本の社会全体の問題があったことは間違いありません。それが、新型コロナウィルス感染症の蔓延という未曾有の状況によって、後押しされたのだと思います。

　社会環境においても物理的環境でもストレスを感じることが多いけれども、人口密集地帯の都会での生活には利点が少なくないのです。18歳の若者1,000人を対象とした日本財団が2020年8月に実施した「18歳意識調査」によれば、都市部で暮らしたいという人が約56%と過半数に達しました。その理由については、生活がしやすいが63%、娯楽が多

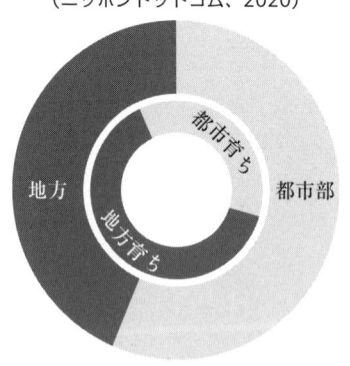

図4　将来暮らしたい場所
（ニッポンドットコム、2020）

都市背ち

地方背ち

都市部

地方

（出所：日本財団）

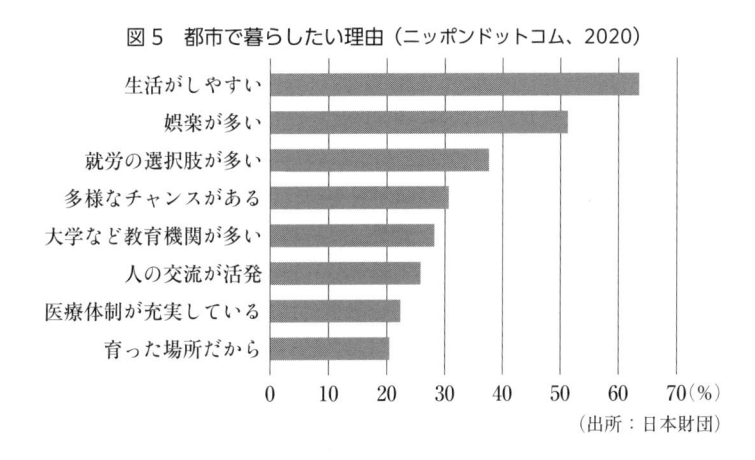

図5　都市で暮らしたい理由（ニッポンドットコム、2020）

（出所：日本財団）

いが 51.2％ と続いています（ニッポンドットコム、2020）。就労の選択肢が多いや多様なチャンスがあるなど、人が多く密集しているからこその、都市部のメリットを感じているようです。そのメリットと、ストレスを感じることが多いというデメリットは、人口が集中していることの結果において表裏一体をなしているとも言えるでしょう。

3 高齢化と幸せ

　少子高齢化による医療費や年金など経済面の問題が、人々の関心を集めています。人口が減り続けていて、第 2 次世界大戦直後生まれの、いわゆる「団塊の世代」（1947〜49 年生まれ）の頃は 1 年間の出生数が 260 万人余りあったのに対して、2023 年では 73 万人弱となり前年に続いて 80 万人を大きく割り込んだとのことです（厚生労働省、2023）。この 70 年余りで、出生率が 3 分の 1 以下になっているのです。少子化は、こうして現実に進行しています。当然、その結果として日本の国の人口減少が明確に進んでいます。そして、国全体の人口は減っていくのに、都市部の人口は増え、人口集中が進んでいるのです。

　一方で、高齢化も進行しています。65 歳以上の人口が全人口の 7％ を超えた状態を高齢化社会と言います。高齢化は 1970 年に 7.1％ となって始まり、2022 年現在では、すでに 25％ をはるかに超えて 29.1％（3,627 万人）となってい

て、2025 年には 30％を超えると予測されています（総務省統計局、2024）。

1970 年に 7％を超えて高齢化社会が始まった後、1994 年に 14％を超えて高齢社会に突入し、2007 年に 21％を超えて超高齢社会が進行している状況です。急激かつ深刻な少子化と高齢化が同時に進行しているのが、現在の日本の社会の置かれた現実なのです。

高齢化は、社会にさまざまな問題を引き起こすと言われていますが、高齢になるまで生きる人が増えることは、困ったことばかりなのでしょうか。年に一度の誕生日を迎えると、誰でもが歳をとります。誕生日に特別なお祝い事をするかしないかに関わらず、すべての人が 1 年に一度は必ず誕生日を迎えて歳をとります。それがどのような問題を生むのでしょうか。

例えば、年祝というものがあります。よく知られているのは、60 歳のお祝いです。還暦と言います。暦法で、子、丑、寅と始まり、酉、戌、亥と終わる十二支があります。十干といわれる数え方と、十二支を組み合わせて干支と言います。60 年で元の干支に戻るので、暦が還るということで還暦というのです。

それ以外にも、70 歳を古希、77 歳を喜寿、80 歳を傘寿、88 歳を米寿、90 歳を卒寿、99 歳を白寿などと呼んで、長寿が祝われます（表6）。

歳をとることはお祝いをするほど良いことだったのです。けっして悪いことではないはずです。しかし今、高齢化社会、高齢社会、超高齢社会などと呼ばれて、社会問題化しているのはなぜなのでしょうか。

寿命という点に焦点を当てて考えてみましょう。表7 に示したものは、各国の平均寿命です。男女共に日本が一番の長寿です。日本の社会が世界から注目され、日本食が人気になっているのも、こうした長寿国としての評判が影響しているのかもしれません。

ここで、もう一つの表8 を見てください。これは、健康寿命を各国で比較したものです。日本は、ここでも男女共に 1 位です。

表6 「年祝」って何だろう？

- 60 歳　　還暦（かんれき）
- 70 歳　　古希（こき）
- 77 歳　　喜寿（きじゅ）
- 80 歳　　傘寿（さんじゅ）
- 88 歳　　米寿（べいじゅ）
- 90 歳　　卒寿（そつじゅ）
- 99 歳　　白寿（はくじゅ）
- 108 歳　　茶寿（ちゃじゅ）
- 111 歳　　川寿（せんじゅ）

表7　平均寿命の国際比較（厚生労働省、2022より作成）

国　名	作成基礎期間	男	女	（参考）人口（万人）
日　本（Japan）	2020	81.56	87.71	12 340
カ ナ ダ（Canada）	2018-2020	79.82	84.11	3 801
アメリカ合衆国（United States of America）	2020	74.5	80.2	32 824
フ ラ ン ス（France）	2020	79.10	85.12	6 512
ド イ ツ（Germany）	2018-2020	78.64	83.40	8 317
イ タ リ ア（Italy）	2020	79.672	84.395	5 964
ス イ ス（Switzerland）	2020	81.0	85.1	861
イ ギ リ ス（United Kingdom）	2018-2020	79.04	82.86	6 708

資料：当該政府の資料によるものである。人口は国連「Demographic Yearbook」。

注：人口は年央推計人口で、2020年の値である（アメリカ及びスイスは2019年）。

　　ただし、日本は「令和2年国勢調査」（不詳補完人口）による日本人人口である。

表8　健康寿命の国際比較（厚生労働省、2015）

男性		順位	女性	
国名	健康寿命		国名	健康寿命
日本	70.6 年	1	日本	75.5 年
シンガポール	69.6 年	2	スペイン	73.0 年
スイス	69.1 年	3	シンガポール	72.6 年
スペイン	68.8 年	4	韓国	72.6 年
オーストラリア	68.4 年	5	スイス	72.4 年

資料：Global Burden Disease Study 2010

　ただここで問題にしたいのは、国別の順位ではありません。平均寿命との差です。日本の平均寿命は男性が81.56歳、女性が87.71歳でした。ところが健康寿命では男性が70.6年、女性が75.5年と、約10年の差があるのです。

　健康寿命とは、「健康上の問題で日常生活が制限されることなく生活できる期間」のことです。平均寿命と健康寿命の差が10年あるということは、その10年という期間は「健康上の問題」があって、「日常生活が制限」される可能性が高いということです。介護など、誰かの助けを借りなければ日常生活に不便をきたすということです。この期間が大きな問題の1つだと思います。

もちろん、高齢者に限らず、この世に生まれてきてから生活している間、必ず誰かの助けを借りなければ生きて行くことなどできません。誰の助けも借りず、自分一人の力で生きている、などということはあり得ません。着ているもの、食べているもの、住んでいる家など、衣食住のすみずみまで、必ず誰かの力を借りています。

　ただ、高齢者の場合「健康上の問題」で「日常生活が制限」される度合が甚しくなる可能性が高いことが問題なのだと思います。もちろんここでも、一人ひとりの価値観や潜在的な心身の力など、さまざまな要因を検討しなければなりません。そうした意味で、その人なりの生活の質（QOL；Quality of Life）が問題となってくるのです。どれだけ人間らしい生活や自分らしい生活を送り、人生に幸福を見出しているかの程度がQOLです（表9）。

　私たちは日常生活で、あまり意識しないまま朝起きて着替えを済ませると、洗顔をして朝食を摂って歯磨きを済ませ、外出の準備をして出かけます。そうした一連の動作・作業をADL（日常生活動作；Activities of Daily Living）と言います。最近は、毎日の決まったこうした一連の動作を"ルーティン"と表現したりします。つまり、食事、更衣、移動、排泄、入浴などの、生活を営む上で不可欠な基本的行動がADLです。

　何らかの心身の障がいがある場合には、ADLのレベルが下がる可能性があります。特段の障がいがなくても、年齢とともに心身の能力が衰えていくのは仕方がない事です。その人のADLがどの程度のレベルなのかを、数値で示してその変化を見ながら必要な援助を考えていく必要があります。

　ADLが下がることで、本人が望むような生活が送れなくなることがあります。つまり、その人なりのQOLも下がることになります。

　ADLと同様に、その人なりのQOLを周囲でしっかりと把握し、それをいかに保つかが重要なこと

表9　QOL：Quality of Life

> 生活の質；
> どれだけ人間らしい生活や自分らしい生活を送り、人生に幸福を見出しているかの程度。

表10　ADL：Activities of Daily Living

> 日常生活動作；
> 食事・更衣・移動・排泄・入浴など、生活を営む上で不可欠な基本的行動。

になります。もちろん、本人自身が自分の QOL を自覚的に維持する努力が必要なことは、いうまでもありません。しかもそれは一朝一夕にできることではありません。超高齢社会に生きる私たちは、生涯にわたる QOL の望ましい状態を保つために、早い段階からそれを理解し必要な準備をしておくことが望まれます。

〔文献〕

厚生労働省（2001）．平成 13 年国民生活基礎調査の概況　https://www.mhlw.go.jp/toukei/saikin/hw/k-tyosa01/4-6.html（2024 年 10 月 22 日参照）

厚生労働省（2015）．平成 26 年版厚生労働白書—健康・予防元年　https://www.mhlw.go.jp/wp/hakusyo/kousei/14/backdata/1-2-1-02.html

厚生労働省（2022）．第 23 回生命表（完全生命表）の概況　参考資料 2　平均寿命の国際比較　https://www.mhlw.go.jp/toukei/saikin/hw/life/23th/dl/23th-06.pdf

厚生労働省（2023）．2022（令和 4）年　国民生活基礎調査の概況　https://www.cfa.go.jp/assets/contents/node/basic_page/field_ref_resources/f1dc19f2-79dc-49bf-a774-21607026a21d/ef3febb4/20230725_councils_shingikai_hinkon_hitori-oya_6TseCaln_06.pdf（2024 年 9 月 3 日参照）

厚生労働省（2024）．人口動態統計速報（令和 5 年 12 月分）　https://www.mhlw.go.jp/toukei/saikin/hw/jinkou/geppo/s2023/12.html（2024 年 3 月 19 日参照）

マスロー（上田吉一訳）（1964）．完全なる人間—魂のめざすもの．誠信書房

内閣府（2024）．満足度・生活の質に関する調査報告書 2024—我が国の Well-being の動向（概要）　https://www5.cao.go.jp/keizai2/wellbeing/manzoku/pdf/summary24.pdf（2024 年 11 月 5 日参照）

NHK アーカイブス　いいじゅー‼　https://www2.nhk.or.jp/archives/movies/?id=D0009044702_00000（2024 年 5 月 23 日参照）

ニッポンドットコム（2020）．やっぱり都会で暮らしたい—18 歳意識調査：人口集中是正に必要なのは仕事の確保．https://www.nippon.com/ja/japan-data/h00830/（2024 年 5 月 24 日参照）

総務省統計局（2024）．高齢者の人口．https://www.stat.go.jp/data/topics/topi1321.html（2024 年 3 月 19 日参照）

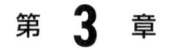

第 **3** 章

他の人と
コミュニケーションをとろう

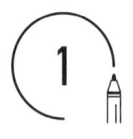

1 向き合う関係と並ぶ関係

　コミュニケーションとは、要するに人と人が関わるということです。関わるということを、文字通りに考えると、二つの基本型があることがわかります。

　一つは、向き合う関係です。人と人が向き合って、見つめ合って関係ができます。初対面の人同士が互いに相手の存在を確認するとき、おそらく大抵は向き合って関係が始まることでしょう。もちろん、ふと横に誰かがいることに気づくということで関係が始まること、つまり並ぶ関係で始まることもないわけではありません。その場合でも、気づいた二人は、改めて向き合い直して、挨拶を交わすことでしょう。つまり、人と人は向き合って関係が始まるのだと思います。

　その時一つの大事なことがあります。それは、二人は互いを見ているということです。言い換えれば、二人は違うものを見ているのです。私があなたを見ていれば、あなたは私を見ています。もう少し一般化して言えば、私が東を見ている時に、あなたは西を見ているのです。二人は違う世界を見ているわけです。

　大人が子どもと向き合うことの大切さが、しばしば語られます。「しっかりと子どもと向き合いましょう」「児童生徒としっかりと向き合っていますか」といった問いかけです。向き合うことで、子どもを理解し関係を深めようということなのでしょう。でも待ってください。二人は違う世界を見ているのです。相手を理解するため、相手の気持ちを理解し寄り添うためには、同じ世界を見ることが大前提ではないでしょうか。なぜならば、同じ世界を見ること、

同じ景色を共有することで、相手がその瞬間に感じていることを理解するための、その糸口が見つかるかもしれないからです。違う世界を見つめながら、相手の気持ちを理解するとか、相手の気持ちになるとか、相手に寄り添うというのは無理な話です。

ではどうすれば寄り添うことができるのでしょうか。それはもう一つの関係、並ぶ関係によってです。並んだ時、二人は同じ方向を見ています。同じ世界を共有できるのです。その時初めて、相手の気持ちを理解することに一歩近づくことができます。二人は並ぶことで、位置的にもまさに寄り添っているのですから。

寄り添うことで、「自分は一人ではない」という気持ちが強く感じられます。相手が並んでそばにいてくれて、同じ方向を見て、同じ世界を共有して、そして一緒に時間を過ごしながら歩んでゆくのです。

この向き合う関係と並ぶ関係の意味や役割の違いについては、自尊感情との関係で第4章で改めて論じたいと思います。

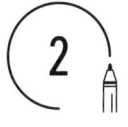

2　コミュニケーションの成り立ち

コミュニケーションは、古くから相互的な個人間のやり取りと、不特定多数への一方的な情報伝達に整理して考えられてきました。つまり、個人間のやり取り（パーソナル・コミュニケーション）と多数への伝達（マス・コミュニケーション）です。ただ、ごく最近になって、それらの中間的な働きとして、SNS（Social Networking Service）などインターネットを介したコミュニケーション手段に注目が集まるようになってきました。

つまり、個別の一対一を基本としながらも、一対不特定多数のやり取りも可能で、しかも双方向性を持ちつつ一方的な情報伝達の側面もあるということです。従来の枠組みに整理しきれないコミュニケーション形

表11　コミュニケーションの種類

- マス・コミュニケーション
  （一方通行、不特定多数）
- SNS（Social Networking Service）
  （双方向性を持ちつつ一方通行ともなりうる、個別的でありつつ不特定多数も可能）
- パーソナル・コミュニケーション
  （双方向性、個別的）

態です。その問題性や可能性については、今後議論が深まりその意味や課題が定まっていくものと考えられますが、ここでは深く議論しないことにします。

　ここでは、一対一の対人コミュニケーションをあらゆる形態のコミュニケーションの基本単位として考えて、その構造や意味について考えていきたいと思います。

　仮に、AさんとBさんがやりとりをしている場面を考えてみましょう。Aさんが、「今日は、良い天気ですね」と言いました。とっさに出た言葉だとしても、頭の中では他にも「何か一言でも言わなくては」とか「時候の挨拶が無難かな」とか、「事実として良い天気なので素直にそのまま言おう」など、いろいろな思いが瞬時に浮かんでいるかもしれません。

　そして例えば、「何か一言でも言わなくちゃ」と頭に浮かんだ瞬間に、

「いやいや無理に話さなくても良いんじゃないか」

「でも、無愛想に思われるかもしれないから、何か言ったほうが」

「大丈夫、しっかりと挨拶しておけば良いのさ」

「そうかなあ、やっぱり一言でも」

「だったら、時候の挨拶でもしておけば」

　などと、頭の中で二人のAさんがやりとりをしているのではないでしょうか。そして結果的に、Aさんは「今日は、良い天気ですね」と挨拶をしたの

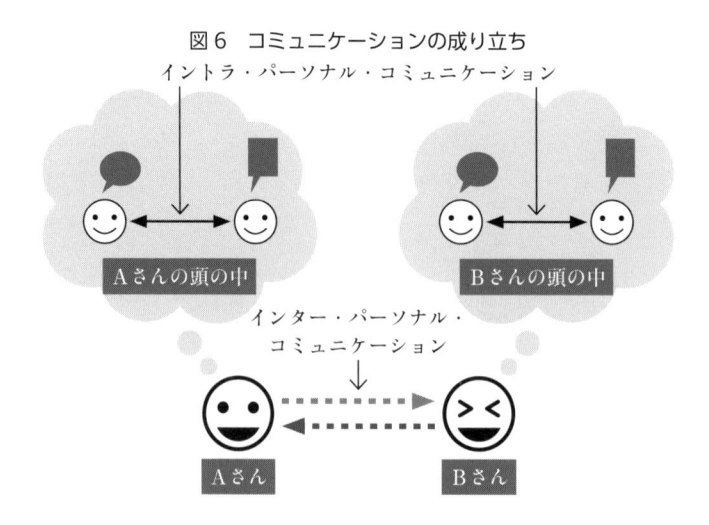

図6　コミュニケーションの成り立ち

かもしれません。

　つまり、A さんの頭の中に二人の A さんがいて、瞬時に自問自答のような
ことが行われているのです。こうした頭の中のやりとりを、イントラ・パーソ
ナル・コミュニケーションと言います。イントラ（intra）というのは「内」
という意味です。例えば、イントラ・ネット（intranet）と言えば、企業内や
大学内などのインター・ネット（internet）を構築しているコンピューターの
ネットワークのことです。

　さて、A さんから「今日は、良い天気ですね」と挨拶された B さんのこと
を考えてみましょう。時候の挨拶を受けて、B さんの頭の中では、

　「確かに今日は良い天気だけど、だからといって『そうですね』と返すだけ
で良いだろうか。何だかそっけないように思う」

　「いやいや、それで十分だ」

　「でも、A さんには何かとお世話になっているのに、それではやっぱり」

　「じゃあ、なんて言うんだ」

　「お昼休みに、公園でお茶でも飲みませんかとか」

　「おいおい、少し馴れ馴れしいぞ」

　「そうかなあ、じゃあ、春が待ち遠しいですね、では」

　「そのくらいが妥当だろう」

　というようなイントラ・パーソナル・コミュニケーションが瞬時に行われて
いるのです。

　表に現れている言葉のやり取りだけではなく、このような頭の中のイント
ラ・パーソナル・コミュニケーションこそが大切なのです。表に現れているや
りとりを、インター・パーソナル・コミュニケーション（個人間コミュニケー
ション）と言います。いわゆるパーソナル・コミュニケーションとは、このイ
ンター・パーソナル・コミュニケーションのことを言います。

　さて、コミュニケーションの成り立ちの大枠は理解できました。次に、やり
取りの構造について考えてみたいと思います。例えば、A さんには A さん自
身の思いや考え、知識、性格などがあります。B さんにも、当然 B さんなり
の思いや考え、知識、性格などがあります。

　そうした思いや考えなどに基づいて、頭の中でイントラ・パーソナル・コ

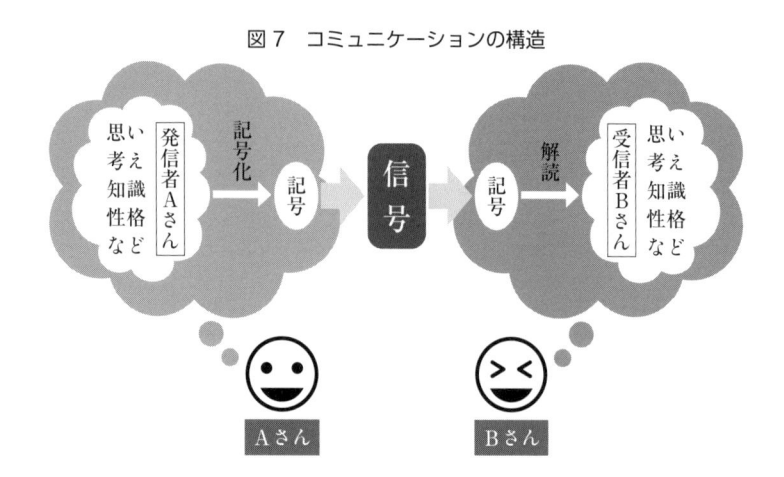

図7　コミュニケーションの構造

ミュニケーションが行われます。瞬時のことではありますが、色々と考え検討した結果、それを言葉にして発信する事になります。思いや考えを、ある言葉にして表現する事になりますが、それを記号化と言います。ここまでは、Aさんの頭の中で行われることです。

　そして次の段階では、記号化した思いや考え、つまり「ある言葉」を、声として表現します。これが、送信過程です。記号化された言葉を、信号として発音したり、動作で示したりして相手に伝える段階が信号です。

　その信号は、Bさんの耳に届きます。つまり、受信過程ですが、実は送られてきた聴覚的信号だけでなく、身振り手振りなどの視覚的信号も受け取ります。Bさんは、それらの信号を解読して、自分自身の思いや考えなどと照らし合わせて解釈します。

　それが解読過程です。受信した信号を記号に変換し、受信者の過去の体験や自分の持つ概念と照らし合わせながら、送信者の伝えようとしていることの意味、内容を理解しようとする過程です。

　その上で、次はBさんがBさん自身の思いや考え、知識、性格などに基づいて発信する思いをまとめていきます。そして、Aさんの時と同じように、思いを記号に置き換え、それを言葉や身振りなどの信号で送信するという事になります。

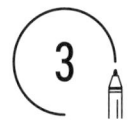 3 コミュニケーションの多様な信号

　前の項では、信号を聴覚的な信号と視覚的な信号、言葉や身振り手振りなどと簡単にまとめて表現しました。でも実は、信号はかなり多様な形態で表現されることがわかっています。日常生活で誰もがそれを十分理解しているかもしれません。特に、コロナ禍でマスクが日常生活に浸透した時期を経て、表情がしっかりと見えないことが、いかにコミュニケーションの障害になるかを、私たちは実感として思い知らされたのでした。

　とはいえ、まず頭に浮かぶのは音声言語としての言葉の信号でしょう。私たちは、言葉によって考え、言葉で思いを表現し伝えようとします。日本語話者であれば、日本語で考え、日本語で表現しますし、英語の話者は同じことを英語で行っています。言葉なくして、思いを表現することはできないし、ましてや相手に伝えることなどできないと思われるでしょう。

　こう考えると、言葉の重要性は他の信号を圧倒するように思えます。的確な言葉さえあれば、自分の考えや思いは正確にしっかりと相手に伝えられる、そう思えてきます。確かに、言葉は重要です。しかし、実はそれだけでは十分ではないのです。それでは他にどのような信号があるのでしょうか。

　まず押さえておかなければならないのは、言葉を発する時の声の持つ意味です。声の大きさや高さ、早さや、滑らかな話し方なのかとつとつとした語り口なのか、さらには間の取り方や抑揚、アクセントなど、言葉の発し方にまつわる様々な事柄を準言語と言います。同じ言葉を声として発する時でも、こうした準言語によって全く違った伝わり方をすることは、容易に想像できると思いますし、経験的に誰もが感じていることだと思います。

　次に言語表現以外の信号

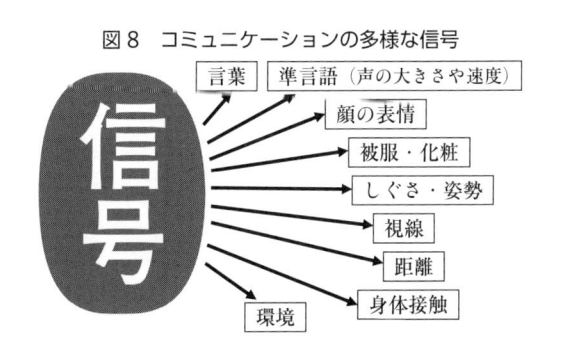

図8　コミュニケーションの多様な信号

です。顔の表情は重要でしょう。それは、先ほども触れたコロナ禍でのマスクの存在で、私たちは思い知らされました。着ているものや化粧なども信号として相手に伝わります。正装なのかカジュアルな服装なのかで、その人のその時その場に対する思いや構えが判断されるでしょう。同じように、しぐさや姿勢、そして視線、互いの距離、さらには身体接触や、その言葉を発した場所の環境なども言葉の伝わり方に大きな影響を与えると考えられます。

　ここでは「言葉」と「言葉以外（準言語も含む）」の役割についてみておきたいと思います。

　言葉による信号、つまり言語表現のことを言語コミュニケーション（ver-bal-communication）といいます。これには準言語を含まず、言葉の意味内容そのものだけを考えます。言語コミュニケーション以外の全ての信号、つまり非言語表現を、非言語コミュニケーション（nonverbal-communication）といいます（表12）。

　例えば、AさんがBさんに好意を持っているとします。そしてある時、「私はあなたが好きです」と、その思いを告白します。その時に、言葉の意味内容そのもの、つまり言語コミュニケーションの役割は、好意という思いを伝える役割の何％位を果たしているでしょうか。それまでの関係性や、その場の状況などさまざまな関連要因があるので、ある程度の幅はあるかもしれませんが、言葉は7％の役割を果たしているに過ぎないという説があります（Mehrabian, 1968）。残りの93％のうち38％は準言語で、55％はその他の非言語表現（特に顔の表情）で伝達されるというのです。

表12　コミュニケーションの構成

> **言語コミュニケーション**
> verbal-communication
> （ことばの意味内容そのもの）
>
> **非言語コミュニケーション**
> nonverbal-communication
> （準言語、身振り・手振り、表情など）

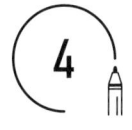

4　非言語表現の役割

　非言語表現には、まず準言語が位置付けられます。同じ言葉でも、声の大きさや、高さ、話す速度、明瞭さや間の取り方などで、大きく伝わり方が変わります。「ごめんなさい」と謝る時には、おのずと小さな声になるでしょうし、怒っている時には大声になるに違いありません。言葉を選び、誤解を与えないように考えながら語りかける時には、普段より大きな間をとることでしょう。嬉しい気持ちを、母親に真っ先に聞いて欲しくて話す子どもの声は、大きくそして早口になるに違いありません。先のメーラビアンによれば、準言語は38％の役割を果たしているのです。

　次に大きな意味を持つものが、顔の表情です。人と対面した時に、視覚情報は真っ先に飛び込んでくる信号です。笑顔なのか、泣き顔なのか、それとも不満なのか、不信感を持っているのか、微妙な表情が信号として、本人の自覚なしに相手に向かって発信されます。

　エクマンという社会心理学者はさまざまな顔の表情を、人々がどう受け取り解釈しているのかについて調査研究を行いました（鈴木、1987）。彼は、文化や国、人種などに関わらず、人は人の顔の情動表出を正確に読み取るのではないかと考えて、複数の調査研究をしました。そのうちの一つの結果を示したものが、次頁の表13です。

　この調査では、まず幸福、怒り、悲しみ、嫌悪、驚き、恐れの6つの表情について、アメリカ人の70％以上の人が正答する写真を準備しました。次にその写真を、ニューギニアの高地で暮らしていて、英語を理解できず、映画を見たこともない130人の子どもに見せて、正答率を調べたのです。

　例えば、表11の一番上の「幸福」では、「友だちが来ました。そして喜びました」という物語を読ませて、それに相応しい写真を、「幸福と驚き」「幸福と悲しみ」「幸福と怒り」「幸福と嫌悪」と正しい写真と誤った写真の計2枚の組み合わせの中から1枚を選択させたのです。すると、それぞれ「幸福」を選んだ正答率は87％、96％、100％、88％となったそうなのです。こうした調査研究を複数行った結果、人の顔の表情には普遍的な意味があるということを突き

表 13　子供に提示された表情写真の組合わせと判断結果（鈴木、1987）

物語に記述された情緒	正答の写真と組合わされた表情写真の情緒	被検者の数	正しい選択をした比率
幸福	驚き	116	87**
	悲しみ	25	96**
	怒り	25	100**
	嫌悪	25	88**
怒り	悲しみ	69	90**
悲しみ	怒り	60	85**
	驚き	33	76**
	嫌悪	27	89**
	恐れ	25	76**
嫌悪　（におい）	悲しみ	19	95**
（きらい）	悲しみ	27	78**
驚き	幸福	14	100**
	嫌悪	14	100**
	恐れ	19	95**
恐れ	悲しみ	25	92**
	怒り	25	88**
	嫌悪	14	100**

＊＊は P<.01 で統計的に有意な差がある

止めたのです。

　また非言語表現として、時に顔以上に強い印象を与えるものが、服装や装身具などです。顔の表情が読み取れないほどの距離であっても、服装は目に入ります。特に、その色は強烈な意味を持っています。集う人々が悲しみに沈んでいるような葬儀の場では、誰もが黒や灰色などの服装に身を包んでいます。世界のほとんどでは黒は喪を象徴するのです。軍人ならば忠誠を誓い、一丸となって国土を守るという意志の象徴として、制服を身につけています。また、服装以外にも髪型やアクセサリーあるいは持ち物なども、自分が何者であるのかを示し、自分の思想信条を発信する非言語表現となっています。

　姿勢や動作も、非言語表現として重要な信号です。大学で講義をしていると、椅子の背にもたれかかって退屈そうにしている学生もいれば、机に向かって熱心にメモを取りながら時折こちらに真剣な眼差しを向けている学生もいます。頬杖をついてぼんやりしている人も、腕組みをして難しそうな顔をしている人もいます。そんなちょっとした仕草や、立ち居振る舞いなどで、その人のその時その場での気分が周りに発信されています。授業中の私語や、スマートフォンをいじっているなどはもっての外ですが。

　視線も非言語表現として、大きな意味を持つものです。視線一つで好意を伝えることもできるし、逆に敵意を伝えることもできます。上目遣い、流し目や直視、見下す、目を落とす、目を配るなど、視線あるいは目線に関する表現は

枚挙にいとまがありません。射るような視線とか穏やかな眼差し、焦点が合わない目、見据えるなどの、視線の強弱からも信号が発信されます。そして相手との関係性では、目があう、目を逸らすなど視線と視線の交差、いわゆるアイコンタクトなども重要な信号です。

　触れ合いも、非言語表現の重要な要素です。最近では、ハグなどという言い方も一般的になってきましたが、他者との身体接触の究極的な形として、抱き合うことが好意や共感の表明になっているのだと考えられます。身体接触の一つの形態として、ぬいぐるみやバッグなどを手に持つことも、心の安定に寄与します。同様に、自分自身の体を触ること、つまり自己接触行動も気持ちを安定させることに役立ちます。腕組みをしたり、頬杖をついたり、足を組んだりすることは、多くの人が自覚せずに行っている日常的な行動ですが、実はそのことで無意識のうちに心の安定を得ているのです。

5  コミュニケーションと距離

　2019年から4年余り続いた新型コロナウイルス感染症の影響下で、ソーシャル・ディスタンスという言葉が一般的になりました。ソーシャル・ディスタンス（Social Distance）とは、文字通り社会的な距離のことで、それは言い換えれば個人的な空間の外のことです。

　個人的な空間、つまり個人空間（Personal Space）とは、恋人や家族など親密な関係において成立する、ごく近距離の関係性においてのみ許容される空間です。それは、図9に示したように自分を中

表14　ソーシャル・ディスタンス

社会的な距離　Social Distance
（個人的な空間の外）

物理的な距離　Social Distancing
（感染防止のための距離）

図9　個人空間（パーソナル・スペース）
（近藤編著、2012）

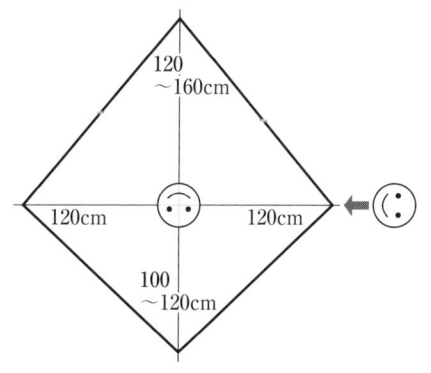

心として前後左右に約120cmほどの空間で、親密な関係にない他者は、個人空間の内側に入ってくることは許されません。逆に言えば、親密な関係にある相手には、個人空間の中に入ってきて欲しいのです。二人の関係性で言えば、二人の個人空間が重なり合う距離だと言えます。親密な関係であるはずの相手が、なぜか個人空間の外にたたずんでいるとしたら、そこには何か特別な意味があると考えてしまうでしょう。

　他者との関係性を改めて考えてみると、五感の意味が重要な意味を持っていることがわかります。五感とは、視覚、聴覚、嗅覚、触覚、味覚のことです。視覚は、最も遠いところを感知できる感覚です。月や太陽や大空の星々を見ることさえできます。その逆に味覚は、舌の届く範囲しか感知できません。つまり、わずか数センチメートルの距離です。視覚と味覚の間に、距離の遠い順に聴覚、嗅覚、触覚が続きます。このように、五感と一口で言っても、その届く

図 10　五感（味覚・触覚・嗅覚・聴覚・視覚）「届く距離」と「確かさ」

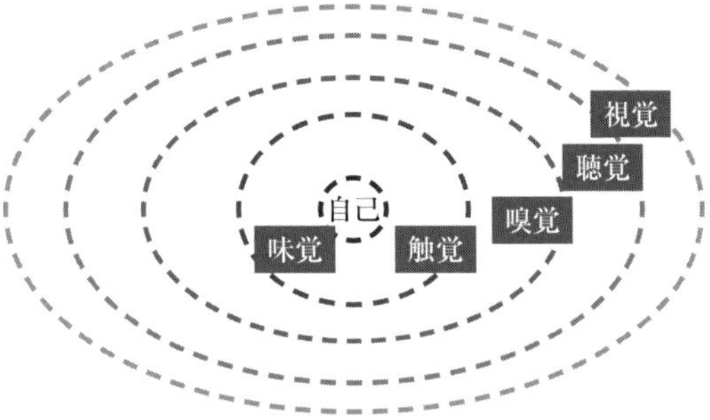

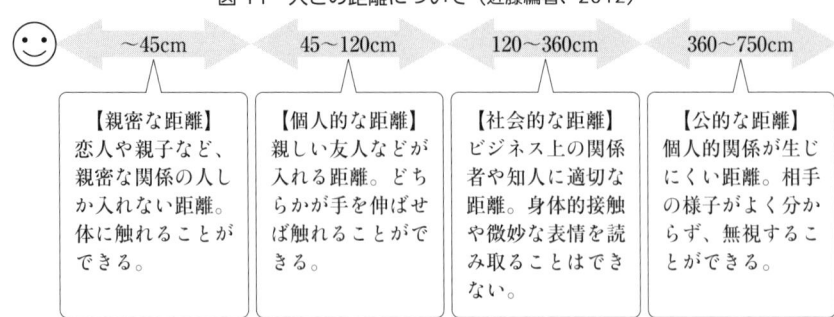

図 11　人との距離について（近藤編著、2012）

～45cm	45～120cm	120～360cm	360～750cm
【親密な距離】恋人や親子など、親密な関係の人しか入れない距離。体に触れることができる。	【個人的な距離】親しい友人などが入れる距離。どちらかが手を伸ばせば触れることができる。	【社会的な距離】ビジネス上の関係者や知人に適切な距離。身体的接触や微妙な表情を読み取ることはできない。	【公的な距離】個人的関係が生じにくい距離。相手の様子がよく分からず、無視することができる。

距離はまったく異なるのです。

そしてもう一つ重要なことは、五感で感知することには、確かさの違いがあるということです。果てしなく遠くの星の存在を感知できる視覚ですが、それはただ、見えているだけです。もう少し身近な例をあげてみましょう。郊外の野山を歩いていると、山の斜面のみかん畑にオレンジ色のみかんがたくさんなっているのが見えました。でも、それは見えているだけです。触ってみなければ、みかんの重さや香りはわからないでしょう。そして皮をむいて口に入れたとき、みかんの本質に触れることができるのです。みずみずしい果汁と、香り、酸っぱさと甘さの釣り合った、そのみかんの本質がわかるのです。見ただけではわからなかった、自分にとってのみかんの意味が味覚を通して初めて理解できるのです。

なぜ味覚が本質的で重要なのかと言えば、私たちはこの世界に産み出されて、母親の乳房、あるいはそれに代わる哺乳瓶の柔らかいゴムの乳首と、そこから出てくる温かく甘い乳を、確かな良いものとして、感知するからです。そこから、この世界との関係は始まっています。最も原初的、プリミティブな感覚が味覚なのだと思います。

そして味覚とともに、手足や身体で感じる母親やそれに代わる養育者や身近な人の感触、そしてそうした人たちの匂い、その人たちの声、そして最後に遠目からでもその姿が見えれば安心できるようになる、という具合です。つまり、私たちは他者との関係を、味覚から触覚、嗅覚、聴覚そして視覚へと距離を伸ばしてきたのです。

非言語表現として、心身相関と自律神経系の働きで自分では統制が難しい種類のものもあります。それは、恥ずかしさや緊張感で赤面することや、まぶたの動きや目の潤い、唇の色などの、生理的表出です。恐怖や極度の緊張で、手足の震えが止まらないこともあるでしょうし、怒りでこめかみの血管が浮き出ることもあるかもしれません。緊張から、手足に力が入ってしまうこともあります。気づかないうちに、強く拳を握りしめていたり、足がいわゆる「貧乏ゆすり」をしていたりすることもあります。

二人の写真を並べて、その関係性を読み取る能力を社会的知能と呼ぶこともあります（アーチャー、1988）。アーチャーは、老若男女の二人の写真を見

て、その関係性を読み取る調査をしました。大学生を対象とした調査だったのですが、やはり同世代の人たちの写真より、世代が上の人たちの写真では、その関係性を読み取ることが難しかったようです。

 5 集団でのコミュニケーション

　ここまで一対一のコミュニケーション、つまりインターパーソナル・コミュニケーションについて詳しく考えてきました。コミュニケーションの基本は、一対一であることは間違いないのですが、現実にはそこに第三者がいること、しかもそれが一人とは限らず複数いることが珍しくありません。するとそこには、集団でのコミュニケーションが発生することになります。学校や職場はもちろん集団ですが、もっと身近な家庭内でも親や兄弟姉妹がいて小さな集団が形成されています。本項では、それらの場所、つまり集団でのコミュニケーションを考えたいと思います。

　ここで考えようとしているのは、数人の人が集まって構成される小集団と、数十人の人で構成される中集団です。つまり、家族や身近な友人、クラスや職場などで体験される集団を念頭に置いています。言い換えれば、インターパーソナル・コミュニケーションがいくつか連なった状態としての集団に、焦点を絞って考えていきたいと思います。

　集団とは、「二人以上の成員のあいだに共通の規範とわれら感情があり、ある程度安定した相互作用が継続しうるような、組織性のみられる人間の集まり」で、「(1)共通の目標や関心、(2)ある程度の役割分化にもとづく組織性、(3)成員の行動や関係を規制する規範、(4)統一的なわれら感情、(5)相互行為の持続性」などが揃っていることが条件となります（塩原ら、1969）。

　この定義に従って考えると、家族や学校、職場などの人の集まりは、まさに集団だといえることは間違いありません。とはいえ、同じ集団でも家族と職場では根本的に違う点があります。そのことに注目して、家族や地域社会などのように直接的な接触があり自然発生的にできた集団を第一次集団（ゲマインシャフト）と呼び、学校や会社のようにある目的を持って人為的に作られた集団を第二次集団（ゲゼルシャフト）と呼ぶこともあります。

　私たちは、ロビンソン・クルーソー（イギリスの小説家ダニエル・デフォーの小説の主人公）のように、無人島で一人きりの生活をしているわけではありません。望むと望まざるとに関わらず、周りには必ず人がいます。それらの人たちと、何らかの関わりを持って生活せざるを得ないのが私たちです。

　しかし、集団に所属していることで心理的要求を満足する機会が得られたり（好きな人と一緒にいられる）、目標を援助してくれる人がいて目標達成（医療や介護、清掃など）が早く確実に進んだりする可能性もあります。さらには、自分一人では手に入れにくい知識や情報が得られたり（学校や会社に所属）、外敵からの攻撃をかわし身の安全を守ったりすることもできるかもしれません。その集団に属していることで、肯定的な社会的評価を得る（有名大学や有名企業に所属）ことさえできるかもしれないのです。

　このように集団に所属することには、さまざまな利点が考えられます。そんな集団ですが、集団そのものが存続し続けるためには、しっかりとまとまりを持っている必要があります。それを集団の凝集性といい、二つの側面から考えることができます。一つは、対人的凝集性です。成員（メンバー）が、互いに好意を持つことによって集団の魅力が生じて、集団が強くまとまろうとします。

　小説や映画などでしばしば見られるお話に、学生時代の仲間がその後も付き合いを続けながら、さまざまな出来事に遭遇するという展開のものがあります。仲間には、男性も女性もいます。特定の男女が惹かれあったり、そこに三角関係が付随していたり、男性同士や女性同士の友情や愛情も重なり合っていたりします。いずれにしても互いに好意を持つ数名が集団を作って、そこでの対人的凝集性が卒業後もその集団を存続させているのです。

　集団の凝集性のもう一つは、課題達成的凝集性です。これは、その集団に所属していることで、自分の重要な目標を達成できることによる集団の魅力です。小学校から中学校を通して野球に打ち込んでいた少年や少女が、高校生になってからも野球を続けたいと思っていたとします。目標は、地域の大会で勝ち進んで甲子園球場での全国大会に出場することです。男子はもちろん女子の高校野球でも、決勝戦は阪神甲子園球場で開催されます（第27回全国高等学校女子硬式野球選手権大会ホームページ）。その課題を達成するためには、是

非とも地域で一番の強豪校に進学して、その高校の野球部に所属したいと思うかもしれません。その学校の野球部には、同じように考えて進学してくる少年や少女が入部してきます。その集団に所属することが、課題達成のための近道だと考えているからです。そうした集団では、みんなで力を合わせて目標を達成したいという思いが一致して、課題達成的凝集性が一層高まるということになるのです。

集団には、リーダーが必要です。船頭がいなければ、船は海を彷徨い続けるでしょうし、逆に船頭が多い船は、進むべき方向を見失って難破の危険さえあります。リーダーの働きをリーダーシップと言いますが、リーダーは集団を強引に引っ張っていくわけではありません。リーダー（leader）のもととなっているリード（lead）には、導くという意味がありますが、誘うとか、その気にさせるという意味もあります。

カウンセリングでは、イエスかノーで答えられるような閉じた質問（Closed Questions）でなく、クライエントが自分の考えや思いを巡らせて返答できるような開かれた質問（Open Questions）をリードと呼ぶことがあります。犬と散歩をする時に使う引き綱もリードと言います。リードで私が犬を引っ張ることもありますが、犬がリードで私を引っ張ってあらぬ方向へ連れていかれることもあります。ある意味で、リードは私と犬の絆のようなものかもしれません。

リーダーシップの特性を考え、その組み合わせを理論化したPM理論というものがあります（三隅、1977）。これは、社会心理学者で大阪大学の教授をしていた三隅二不二が提唱したものです。Pはパフォーマンス（Performance）の意味で、課題達成機能・遂行の力を示します。Mはメインテナンス（Maintenance）の意味で、集団維持機能・管理の力を示します。それぞれの大きさの組み合わせで、PM型、Pm型、pM型、pm型の四つのリーダーシップのタイプが考えられるというのです。大文字は力の高さ、小文字は力の低さを示します。

PM型は、グループの士気が高く、作業量も最大を示します。pm型は、それらのいずれもが最低を示すということです。

ここまで集団の特性や機能について考えてきましたが、近年さまざまな場面

で、集団の中の同調圧力ということが話題になっています。気が進まないけれど大勢に流されてしまう、みんなと違う意見を言うことを遠慮してしまうなど、少数派である自分が気持ちを曲げて全体に合わせなければならないような圧力として、否定的な使い方をされています。

表 15　リーダーシップの PM 理論
（三隅、1977 より作成）

- P：Performance
  （課題達成機能・遂行）
- M：Maintenance
  （集団維持機能・管理）
  PM 型、Pm 型、pM 型、pm 型

　心理学の世界では、もう少し中立的な表現で同調行動として古くから研究が進められてきました。最もよく知られたものは、アッシュの同調行動の実験です（Asch、1956）。これは大学生を対象にして、実験室で行われました。7 人の学生が集められ、誰もがほぼ間違えることのない問題を示され、一人一人順に答えていきます。実は最初に答えていく 6 人はサクラで、実際に実験に参加している学生つまり被験者は最後の 1 人だけです。正答率がほぼ 100％の問題なのに、サクラの 6 人は間違った答えを言います。すると疑問を感じながら、正答が判っているにもかかわらず、7 番目の順番が回ってきた時に被験者の学生も間違った答えをしたというのです。

　同調行動は日本人に特有の行動だ、という言い方をされることもありますが、必ずしもそうではないようです。人間が集団で生活する生き物である限り、集団の一員として同調行動を取ることの方が、一匹狼の生き方より安全で効率が良いことを私たちは知っているのだと思います。もちろん、いつでも全ての場合に全ての人が完全に同一の行動をとっていたのでは、社会は変わっていくことができないでしょう。時に羽目を外すような行動や、突拍子もない思考や発言が、行き詰まった世の中を変えていく力になるのは間違いないと思います。

　ここまで集団での同調行動について考えてきました。次に、社会全体での人々の行動についても考えてみたいと思います。その一つとして、流行現象について考えてみましょう。

　ファッションに限らず、さまざまな流行はこれまでも起こってきましたし、これからも起こることでしょう。流行が起こる第一の動機は、新しいものを人

より早く取り入れて、仲間より優れているという確認をしたいという気持ちです。第二の動機は、尊敬していたり憧れている対象と同じものを持ったり服装や髪型をすること、つまり同一視をしたいという気持ちです。第三の動機は、ある集団特有の同じ言葉や服装、行動をとることでその集団への所属感を得たいという気持ちです。第四の動機は、未経験のものや、服装、言葉、思想などを新鮮に感じて、好奇心からそれらを取り入れたいという気持ちです。

単にファッションなどの流行であれば、特に大きな問題になるわけではありませんが、流行のように一定の期間を経て緩やかに変化が起きる場合と異なって、急激な変化を引き起こす衝撃的な事件や事故、災害などに関わるものである場合に流言やデマ、場合によっては誹謗中傷や偏見、差別などにつながることもあります。近年のSNSの普及の状況下では、こうした思わぬ情報の動きに巻き込まれたり、その一端に加担したりすることにもなりかねません。

コミュニケーションの基本である、イントラ・パーソナル・コミュニケーション（自問自答・熟考）を忘れずに、その上で自分の頭で考え、自分の気持ちに正直に行動することの大切さが、今ほど求められている時代はないと言えるでしょう。

〔文献〕

アーチャー，D.（工藤力・市村英次訳）（1988）．ボディ・ランゲージ解読法．誠信書房

Asch, S. E. (1956). Studies of independence and conformity: I. A minority of one against a unanimous majority. *Psychological Monographs: General and Applied*, 70(9), 1-70.

第27回全国高等学校女子硬式野球選手権大会ホームページ　https://girlsbb-natsutai.jp/outline/（2024年5月25日参照）

近藤卓編著　米田朝香・弓田千春著（2012）．二十歳までに考えておきたい12のこと—現代人の暮らしといのち．大修館書店．

Mehrabian, A. (1968). Communication without words. *Psychology Today*, 2(4), 52-53.

三隅二不二・吉崎静雄・篠原しのぶ（1977）．教師のリーダーシップ行動測定尺度の作成とその妥当性の研究．教育心理学研究，25(3)，157-166.

塩原勉・松原治郎・大橋幸編（1969）．社会学の基礎知識—基礎概念の理解のために．有斐閣

鈴木晶夫（1987）．エクマンとフリーセンの表情の文化比較調査．齊藤勇編　対人社
　会心理学重要研究集 3—対人コミュニケーションの心理．誠信書房，pp 134-138.

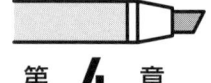

第 **4** 章

自分を大切にしよう

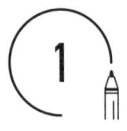

1　自分を大切に思う気持ち

　自分を大切に思えること、自分をかけがえのない大切な存在だと思えること、このことはいのちの大切さを考えるための一番基礎になることだと考えています。いのちの大切さを考えることを、いのちの教育として筆者はこれまで長年にわたって実践と研究を積み重ねてきました（近藤、2010）。ここでは、自分を大切に思う気持ちについて、心理学的な側面から考えてみたいと思います。

　自分を大切に思う気持ちを、筆者は自尊感情と呼んでいます。筆者の考える自尊感情は、社会的自尊感情（SOSE：Social Self-Esteem）と基本的自尊感情（BASE：Basic Self-Esteem）という二つの部分からなっていると考えています。この二つの部分の成り立ちや、育み方についてこれから詳しくお話ししたいと思っています。

表 16　自尊感情と近接概念

- 自信：自分の能力・価値・正しさを信じる心
- 自尊心：自分の尊厳を意識・主張して他人の干渉を排除。プライド。
- 自己有用感：人の役に立った、喜んでもらえた
- 自己有能感：自分はできる
- 自己効力感：これからもできそうな気がする
- セルフ・エスティーム：望んだことがうまくできる
- 自己受容感：自分の属性や性格などを受け入れる気持ち
- 自己肯定感：自己受容、自己実現的態度、充実感など
- 自尊感情：社会的自尊感情と基本的自尊感情の組み合わせ

　ただ、自尊感情の近接概念、あるいは筆者の考える自尊感情の一部を示すと考えられる概念（言葉）はたくさんあります。それらの関係を、まず整理しておく必要があると考えています。列挙すると、表16のようになります。

　順に見ていくと、例えば日常会話でもよく耳にする「私は○○に自信がある」といった使い方をされる、「自信」という言葉です。これは『広辞苑第五版』（新村編、1998）によれば、「自分の能力・価値・正しさを信じる心」と説明されています。「自尊心」も日常用語として、同辞典で「自分の尊厳を意識・主張して他人の干渉を排除しようとする心理・態度。プライド」などと説明されています（新村編、1998）。いずれの言葉も、筆者の考える自尊感情の一部分を説明していると思います。

　また近年、小学校や中学校などの教育の場でよく耳にするのが、「自己有用感」や「自己有能感」、「自己効力感」といった言葉です。これらは、筆者の考える社会的自尊感情とほぼ同義の言葉だと考えています。自分が誰かあるいは何かの役に立ったという実感が「自己有用感」ですし、自分には能力があるという確認ができると「自己有能感」が高まります。この前できたから、また次もできるのではないかとか、周りの誰かができたのを見て自分も同じようにすればできるのではないかという気持ちが「自己効力感」です。これら以外にも、「セルフ・エスティーム」や「自己受容感」「自己肯定感」など、さまざまな言葉が使われています。

　ここまで見てきた言葉は、図12で示したような関係になっていると筆者は考えています。つまり、心の一番中心に社会的自尊感情と基本的自尊感情からなる自尊感情が位置しています。それを取り囲むように、自己肯定感があって、自分を肯定できる気持ちが高まると、その結果自尊感情が高まるという関係です。自己肯定感は、その周囲に位置する自己有用感や自己有能感、自己効力感、自己受容感などによって支えられているのです。

　それでは、その自尊感情について説明します。ここでは、まず社会的自尊感情について、その歴史を振り返っておきたいと思います。筆者の言う社会的自尊感情は、セルフ・エスティーム（Self-esteem）としてアメリカの心理学者・倫理学者であるウィリアム・ジェームズによって、『心理学原理（The Principles of Psychology）』という本の中で1890年に定義されているものと同様で

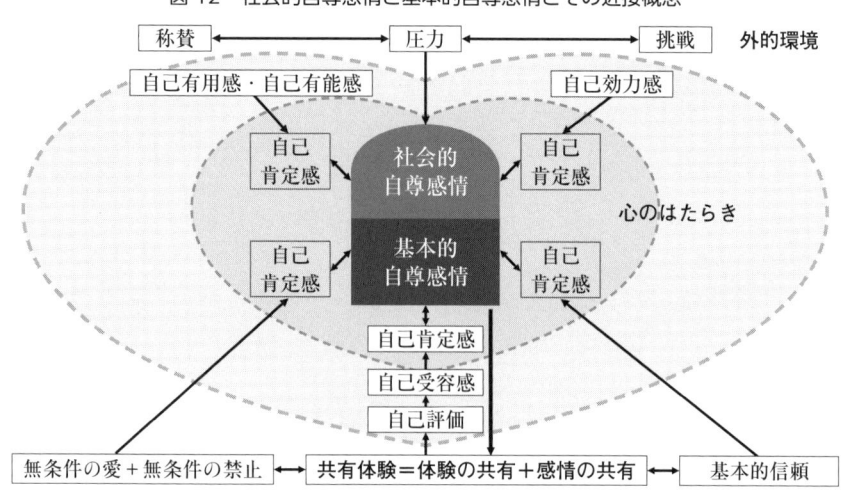

図 12　社会的自尊感情と基本的自尊感情とその近接概念

す（James、1890）。

　セルフ・エスティームは要求（Pretensions）に反比例し、成功（Success）に比例するというのです。

$$\text{Self-esteem} = \frac{\text{Success}}{\text{Pretensions}}$$

　つまり、頑張って努力して成功すれば、良い成績が取れれば、競争相手に勝てばセルフ・エスティームは高まります。逆に、負けたり良い成績が取れなかったりすれば、セルフ・エスティームは下がるのです。同時に、要求に反比例しますから、要求を下げれば大きな成功ではなくても、セルフ・エスティームは下がりません。要求が高ければ、相当大きな成功を遂げなければセルフ・エスティームは下がってしまうことになります。

　良い成績が取れたり、勝負に勝ったりするとジェームズの定義したセルフ・エスティームは高まります。うまくいかなかったり、より強い相手が現れたりすると勝負に負けてセルフ・エスティームは下がります。

　そういう意味で、ジェームズの定義したセルフ・エスティームを、筆者は社会的自尊感情と名づけて再定義することにしたのです。この考え方に沿った自尊感情尺度で日本の子どもたちの社会的自尊感情を調べると、学年が上がるに

つれて社会的自尊感情が下がることがわかっています（近藤、2010）。学年と共に要求が高まるからではないかと、筆者は考えています。

2 「すごい自分」を保つ難しさ

　社会的自尊感情は、他者との競争で勝つと高まり、負けると低下する感情です。他者との比較であり、相対的な上下に左右される感情です。人よりすごいことができたり、褒められたり、役に立ったりしたとしても、いつでもそのようにうまくいくとは限りません。うまくいかなかったり、叱られたり、役に立てなかったりするかもしれません。つまり、状況に左右される感情で、一時的・一過性の感情だといっても良いでしょう。

　筆者は、この社会的自尊感情を熱気球に例えて考えています。熱気球は、暖かい空気を送り込むと大きく膨らんで大空へ舞い上がります。社会的自尊感情も同じように、褒められたり役に立ったりすると大きく膨らんで舞い上がります。もちろんそのためには、褒められるように、役に立てるように努力して頑張ります。大きく膨らんだ心の中の熱気球は、「すごい自分」と表現することができます。

　この「すごい自分」は、心の中の熱気球ですから、熱い空気を常に送り込まなければ凹んで墜落してしまいます。ですから常に熱い空気を送り込んでいる必要があります。頑張って、褒められて、認められて、すごいと言われ続ける必要があるのです。

　しかし、どんなに頑張っても、うまくいかないことや失敗すること、駄目なこともあるかもしれません。他者との比較であり、相対的なもの

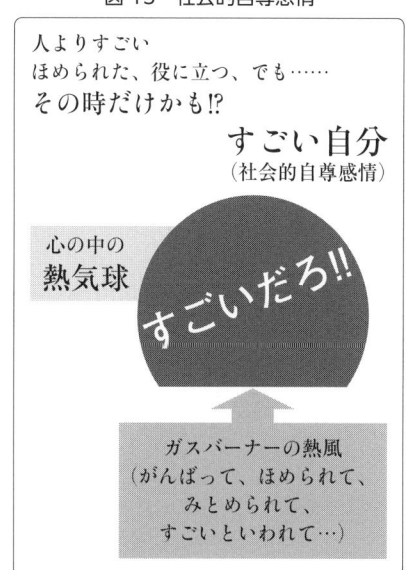

図13　社会的自尊感情

人よりすごい
ほめられた、役に立つ、でも……
その時だけかも!?

すごい自分
（社会的自尊感情）

心の中の
熱気球

すごいだろ!!

ガスバーナーの熱風
（がんばって、ほめられて、
みとめられて、
すごいといわれて…）

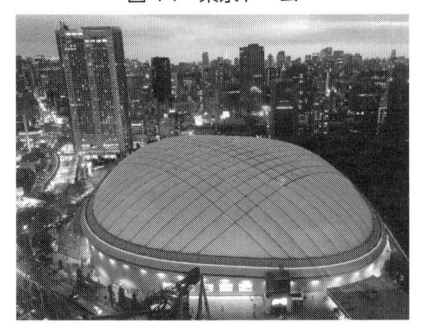

図14　東京ドーム

ですから、自分よりすごい人が現れれば凹んでしまいます。病気になったり、怪我をしたりして、思うように活動できないこともあるかもしれません。そんな時には、心の中の熱気球はしぼんでしまいます。つまり、この「すごい自分」という感情は不安定で、永続性のあるものではないのです。

　図14（写真）を見てください。これは東京都の文京区にある東京ドームという建造物です。1988年の3月に竣工した、主に野球の試合などに使われる建物です（Tokyo Dome City ホームページ）。この写真は、私が数年前にスマートフォンで、近くにある文京シビックセンターの26階のスカイホールから撮りました。夜景がやけに綺麗ですね。

　それはともかく、東京ドームというくらいですから、ドーム状に屋根が丸くなっています。しかも、この屋根は空気圧で膨らんでいるのです。エアー・サポーテッド・ドームといって、厚さが1ミリ程度の薄いガラス繊維膜でできているそうです。

　そして、竣工した1988年から2024年まで、少なくとも36年間、一度も凹んだことがありません。それはそうです、東京ドームの屋根が凹んだら大変なことになります。ですから、スタンド最上部には36台の送風機が設置してあって、それを適宜使って（夜間などは36台全部ではなく2台を使って）風を送り続けているのです。36年間、一時も休まず膨らませ続けているのです。ちなみに、実際に最初に膨らませたのは1987年6月28日の早朝で、5時30分から送風をはじめて、3時間後の8時30分に今のような姿になったそうです。

　でも、私たちの心の中の熱気球はどうでしょう。東京ドームのように36歳になるまで一度も凹んだことがないという人は、それほど多くはないと思います。私などは、何度凹んだか数え切れません。

　自尊感情は、自分を大切に思う気持ちです。その気持ちが凹むということは、自分は大切ではない、自分なんて生きる意味がないなどと、心がとても危

険な状態になるということです。

　では、そんな危険な状態になった時、私たち（少なくとも私自身）は、どのようにしてその危機をやり過ごしてきたのでしょうか。ジェームズの言うように、成功に比例するだけのものだったとしたら、危険な状態を乗り切ることはとても困難だと思います。

　そこで筆者は、成功に比例する自尊感情は社会的自尊感情と呼ぶべきもので、それは自尊感情の一部に過ぎないと考えたのです。そして、自尊感情のうち社会的自尊感情以外の部分を、基本的自尊感情として新たに定義し、心の一番基礎の部分を支える、最も大切な働きだと考えたのです。

　ローゼンバーグが定義したGood Enough（Rosenberg、1989）や、伊藤らがいう本来感（伊藤ら、2005）のような考え方もありますが、筆者の定義は基本的自尊感情は社会的自尊感情と組み合わせた形で捉える点が、独自の考え方になっていると思います。

3　「ありのままの自分」を地道に育む

　社会的自尊感情がへこんだ時に私たちの心を支えるものは何でしょうか。それが、基本的自尊感情です。言ってみれば、心の中の熱気球がつぶれた時に、心の基盤を支える感情です。失敗したり負けたりした時に、それでもそんな自分をありのままに受け入れることができる、そんな心のありようです。自分は自分なのだ、これで良いのだ、このままで良いのだ、と自分をありのままに受け入れる気持ちです。

　では、そんなありのままの自分を受け入れる気持ちである基本的自尊感情は、どのような成り立ちになっているので

図15　基本的自尊感情

> 熱気球がつぶれたときに
> 自分をささえるきもち
> ## ありのままの自分
> （基本的自尊感情）
> 自分は自分
> これで良い
> このままでいい
> 生きていていい
>
> **並ぶ関係**
> - いっしょに、おどろいたり
> - いっしょに、悲しんだり
> - いっしょに、泣いたり
> - いっしょに、笑ったり
> - すきな人と、いっしょにいる
> - だれかが、そばにいる
> - ありのままでいる

しょうか。どのようにして育むことができるのでしょうか。ここで、第3章で触れた向き合う関係と並ぶ関係について思い出してください。そこでは、向き合うコミュニケーションと並ぶコミュニケーションについて説明いたしました。向き合って関係ができること、そして並んで関係が深まるというお話もいたしました。向き合う関係で「すごいね」とか「えらいね」「よくできたね」などと褒めたりすることがあるかもしれません。つまり、社会的自尊感情は向き合う関係で育まれる感情です。

そして、基本的自尊感情を育むには並ぶ関係が大切なのです。並ぶ関係で一緒に「驚いたり」「悲しんだり」「笑ったり」「泣いたり」して、自分は一人じゃないのだ、隣にいる人と同じように感じている自分は間違っていないのだ、自分はこのままで良いのだ、とその時の自分をありのままに受け入れることができるのです。こうした体験の積み重ねで、少しずつ基本的自尊感情は育っていくのだと考えられます。

筆者は、向き合う関係は恋の関係に、並ぶ関係は愛の関係に置き換えて考えることもできると思っています。二人が出会って恋に落ちる時には、お互いを見つめあっているに違いありません。向き合って、じっと見つめ合う関係は恋の関係です。

それに対して、並ぶ関係は愛の関係です。一緒に同じ方向を見て、同じように笑ったり驚いたりして、同じ時間を過ごして前へ進んでいくこと、それは愛の関係でこそ成り立つことです。『星の王子さま』で知られるサン・テグジュペリは、「愛するとは互いに見つめあうことではない。一緒に同じ方向を見つめることだ」と言っています（サン＝テグジュペリ、2015）。同じように、夏目漱石は松山で中学校の英語教師をしていた頃、「I love you」を「愛しています」と訳すのは間違いだと言ったという伝聞があります。そうではなく、「月が綺麗ですね」「そうですね」と互いに同じ月を見つめて時間を過ごす時、二人の間の愛が確認され育まれるということになるわけです。

このように、日々の暮らしの中で一緒に時間を過ごし、同じ体験を重ね、同じ思いを共有することを繰り返すことで、少しずつ基本的自尊感情は育まれていくのだと考えられます。自分は、「今のままでいいのだ」「ありのままの自分でいいのだ」と自分を受け入れていくのです。

ただ、ここで一つ触れておかなくてはならないことがあります。それは、発達段階にかかわることです。二人が並んで一方が指差す方向を一緒に見る、その状態を共同注視とか共同注意（Joint Visual Attention）と言います。そのことについて研究し、イギリスの

表17　共同注視表
（Scaife & Bruner、1975 より筆者翻訳引用）

月齢	幼児（人数）	反応（％）
2-4	10	30.0
5-7	13	38.5
8-10	6	66.5
11-14	5	100

Nature という科学雑誌に発表された論文（Scaife & Bruner、1975）によると、結果は表17のようになったといいます。生後6か月くらいで約4割程度の子どもができるようになり、12か月を過ぎるとすべての子どもができるようになるということがわかります。

共同注視をしているということは、二人は並ぶ関係になっているということです。並んで同じ方向を向いて、同じものを見ているのです。「きれいだな」とか「おもしろいな」と感じながら、二人で同じ気持ちを共有する機会になっているのだと思います。

共同注視ができるようになるまでの期間は、子どもは向き合う関係で養育者との関係に没入しています。周りを見ることより、養育者と目を合わせて二人だけの幸せな時間をたっぷりと過ごしているのです。視線の交差（アイコンタクト Eye Contact）をしながら、互いに愛着（アタッチメント Attachment）を深めていきます（ボウルビイ、1981）。子どもにとっては、養育者の優しさや温かさを感じながら、生まれ出てきたこの世界の良さをしっかりと心に刻む時間です。エリクソンは、こうして得られる安心感を基本的信頼と呼びました（エリクソン、2011）。

さて、共同注視をはじめとした共有体験によって、基本的自尊感情は育まれると述べてきましたが、育むとはどういうことでしょう。育むとは、文字通り育てるということですから、育てる対象があることになります。育てる対象である「何か」を育てるわけです。その「何か」とは何なのでしょうか。そのことが、筆者にとっては長く不明でした。育て方はわかりました。一緒に笑ったり泣いたりといった共有体験を繰り返して、少しずつ育てるのです。でも、その育てるのは「何か」が問題なのです。

その解答が得られたのは、産科の医師や助産師、看護師などの医療関係の方たちに、自尊感情の考え方について講演をした時のことでした。正直に、基本的自尊感情を育てるための、その元になる「何か」がまだわからないと申し上げました。

すると、即座にその場で解答が得られました。「何か」とは、生まれた瞬間、つまり母親の胎内からこの世界に出てきた瞬間の、大切な体験だというのです。産科では産み出された瞬間に、どの赤ちゃんも必ず誰か人の手のひらで受け止められるのだそうです。その瞬間に、赤ちゃんは身体中で人の手のひらの温かさと柔らかさを感じ取って、「あったかいな」「柔らかいな」「ああ、生まれてきて良かった」と感じるのだというのです。

ある高齢の産科医の方は、数千人の赤ちゃんを自分のこの手で受け止めてきたとおっしゃいました。そして、「その体験は無条件の愛の体験だとも言える。男の子でも女の子でも、障害があっても、病気であっても、差別なく無条件に受け止められるのだ」と教えてくださいました。

受け止められたといっても、そんなことは誰もが覚えていないというかもしれません。でも、それは覚えていないわけではないのです。ただ、思い出せないだけなのです。心の一番大切な奥深くに、しっかりとしまわれていて、それを生きる力の源にして、今生きているのだということなのです。大切な宝物なのです。

その宝物こそが、いわば基本的自尊感情の「タネ」と言って良いでしょう。その「タネ」を、育てるのです。育て方は、もうすでに見てきました。一緒に笑ったり泣いたりすること、つまり共有体験が「タネ」を育てます。

 4 「共有体験」が培うもの

100%、誰もが持っている「タネ」を、1枚の和紙に例えてみたいと思っています。その上に、共有体験を積み重ねて、厚い和紙の束を作るのです。ただ、和紙を積み重ねただけでは束は剥がれたり崩れたりしてしまいます。ですから、その和紙を糊付けしていくことが大切です。糊付けに必要なのが、感情の共有です。体験を共有するだけではなく、感情を共有することで、和紙が積

み重ねられ糊付けされていきます。和紙の束が、ワシっとした堅い塊になるのです。

図16　基本的自尊感情の育て方

> ありのままの
> タネ

一緒に、笑ったり
泣いたり（共有体験）

感情（のり）を共有して
体験（和紙）を積み重ねる

こうして基本的自尊感情は、日々の暮らしの中で少しずつ厚みを増していきます。そして時間が経つに従って、下の方から糊が乾いて、簡単には壊れたり剥がれたりしない、堅牢な基本的自尊感情が育っていきます。社会的自尊感情が、一気に膨らんだり凹んだりするのとは、まったく性格の違う成り立ちなのです。

そのことで自分を大切に思う気持ちの基礎がしっかりとできあがります。建物でも、基礎がぐらつくことは致命的です。壁や屋根は部分的な修復で間に合っても、基礎にひびが入ったり崩れたりすると建物にとって深刻です。2024年現在、ここのところ頻発する各地での大地震の被害などを見ていても、そのことは素人目にもよくわかります。

自尊感情の基礎は、基本的自尊感情（ありのままの自分）です。屋根や壁に相当する建物本体は、社会的自尊感情（すごい自分）です。社会的自尊感情を育むことも大切ですが、それよりも時間をかけて、しっかりと作らなければならないのは基本的自尊感情です。時間をかけて作るというより、しっかりと作ろうとすれば必然的に時間がかかるといった方が正確かもしれません。

日々の生活の、地道なことの繰り返しの中で、少しずつ、本当に少しずつ基本的自尊感情は育まれていきます。一緒においしくご飯を食べて、「おいしいね」と気持ちが共有されると、基本的自尊感情の和紙が一枚積み重なります。しかも、ただ和紙が載せられたのではなく、そこには糊がついています。感情の糊です。体験を積み重ねただりではなく、その時に一緒に同じ「ああ、おいしいなあ」という思いを共有したのです。それが糊の役割を果たしています。

共有体験を和紙にたとえて説明してきましたが、その和紙のことでもう一つ大切なことがあります。それは、和紙の色です。楽しい体験や嬉しい体験、幸せな体験を共有した時には、明るい色の和紙、例えばオレンジ色や黄色や明るい青空のような色の和紙が、糊付けされるでしょう。でも、共有体験には辛い

ことや悲しいこと、悔しいことや残念なこともあるかもしれません。一緒に泣いたり、悔しがったりした時、そんな時の和紙の色は暗い濁った色のものになるかもしれないのです。灰色や黒、暗い紺色などの和紙かもしれません。でも、そんな辛いことや悲しいことも、誰かと共有できることで、自分は一人ではないという思いが湧いてきて、少し気持ちが楽になる経験をしたことがある人が多いと思います。

　結果的に、積み重ねられ糊付けされる和紙は、明るい色、派手な色や暗い色、濁った色、そんなさまざまな色になることでしょう。そうしてできた和紙の束は、複雑で深みのある味わい深い、どこにもないかけがえのない、その人独自の心のありようを示すものになるのです。豊かな心とは、そうした基本的自尊感情がもとにあるものなのだと思います。

 5　自分を大切に思う気持ち

　自分を大切に思う気持ちを、私は社会的自尊感情と基本的自尊感情という二つの領域で構成された自尊感情として考えています。この本でも、その考え方に基づいてここまでその成り立ち、そして育み方を述べてきました。

　自尊感情については、ジェームズによって1890年に発表された定義があることをすでにこの章の40ページで述べました。自尊感情に関して、もう一つ触れておかなくてはならない考え方があります。それは、ローゼンバーグというやはりアメリカの心理学者によるものです（Rosenberg、1989）。それによれば、自己像として「十分だ：Good Enough」と「とても良い：Very Good」という二つの部分があるけれども、大切なのは「十分だ」という自己意識であるとして、10項目からなる自尊感情尺度を開発しました。現在でも、ローゼンバーグの自尊感情尺度の日本語版が、よく用いられています（山本ら、2001）。

　私は、このローゼンバーグやクーパースミス（Coopersmith、1959）、ヘルムライヒとスタップ（Helmreich & Stapp、1974）、ハーター（Harter、1982）、ポープら（Pope et al.、1988）、など多くの先行研究を参照しつつ、そばセット（Social & Basic Self-Esteem Test; SOBA-SET）を開発しました（近藤、2010）。

　そばセットは、2006年頃から大学生による第一段階の予備調査に始まり、

　その後各地の小学生数千名を対象にして調査を繰り返して、完成させたものです。開発の段階でも、信頼性や妥当性をさまざまな方法で確認してきましたが、完成後に全国各地の3つの小学校の児童、7つの中学校の生徒、5つの高等学校の生徒の合計約5,800名を対象とした調査結果を用いて、信頼性と妥当性について再度確認しています（望月ら、2016）。

　さて、そばセットの測定結果を整理すると、図17のような四つの特徴的タイプで考えることで、児童生徒の実態とよく合致することがわかってきました。私自身が、これまで毎年数十か所の研修会や講演会で、この図を用いて説明をすることで確認したことです。Sが社会的自尊感情、Bが基本的自尊感情で、大文字小文字はそのまま感情の大小を表しています。

　SBタイプは、大きく安定した自尊感情でなにがあっても大丈夫な子どもです。「なにがあっても」というのは、負けたり失敗したり叱られたりして社会的自尊感情が凹むことを想定しています。そうしたことは、誰にでもありうることだからです。そうした事態に陥った時に社会的自尊感情が凹むと、自尊感情は一気に半分になってしまいます。でも半分、つまり基本的自尊感情はしっかりとしていますから、なにがあっても自尊感情の基盤を支えているのです。

図17　四つの特徴的なタイプ

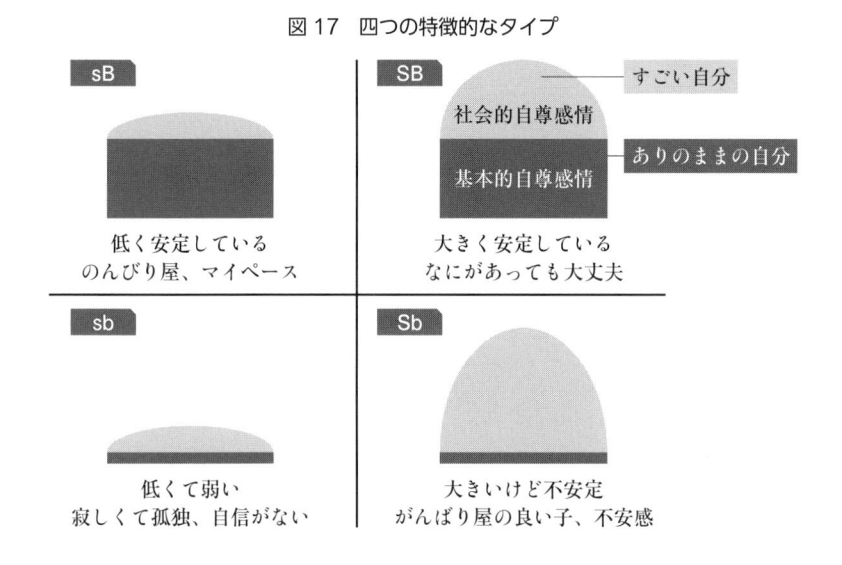

ですから、なにがあっても大丈夫なのです。このSBタイプは、社会的自尊感情と基本的自尊感情のバランスが取れた、安定した自尊感情だと言えるでしょう。

このタイプの子どもは、頑張ることもあるけれども手を抜くこともあります。子どもだって人間ですから、いつでも安定した気分でいるわけではありません。気が向かないときには、いつもと違って手を抜いたりします。宿題をやらずに登校するかもしれません。好きな先生の言うことは聞いても、嫌いな先生の言うことは無視するかもしれません。叱られても、成績が落ちても、凹むのは社会的自尊感情だけです。基本的自尊感情がしっかりと育っているので、とことん凹むということはありません。ですから、大人の評価が分かれるかもしれません。A先生は「あの子は良い子だ」と言うけれども、B先生は「どうもあの子は問題がある」などということになりかねません。それでも意に介さないのが、SBタイプです。

多くの大人が心配する自尊感情は、sbタイプでしょう。低くて弱い自尊感情で、そのため寂しくて孤独で自信のない様子が見える子どもです。自尊感情の低さが心配されるのは、多くの場合このsbタイプだと考えられます。周りの大人は、何とかして元気づけようとします。一番効果的ですぐに成果を見ることができるのは、もちろん社会的自尊感情を高める方法です。良いところを探して褒めてあげたり、出番を作ってあげたり、役割を与えてあげたりして、なんとか元気づけようとします。褒められたり、認められたりすれば、誰でも嬉しく感じることでしょう。少しだけ、社会的自尊感情が高まります。

ただ、それは一時的な反応に過ぎません。褒められたその時にだけ、一時的に高まりますが、あくまでも一過性の感情です。ですから、褒め続けなければなりません。出番や役割を与えて、認め続けなければなりません。そうしたことが続くと、子どもは褒められることに依存するようになって、とにかくまずは振り向いて欲しいと思うようになるかもしれないのです。振り向いてもらうために、いたずらをするかもしれません。叱られても良いのです。無関心でいられるより、まずは振り向いて欲しいのです。

こうして、社会的自尊感情を高めることだけに注力していると、やがて子どもは自分中心で自分勝手でわがままな行動をとるようになってしまうかもしれ

ません。このことについては、日本よりひと足さきに自尊感情運動が起こった
アメリカでも、問題にされていました。ドゥウェックという教育学者が、褒め
ることで本当に良いのか、それは危険なことかもしれないと警鐘を鳴らしてい
ました（Dweck、1999）。

　日本でも、褒めて育てるといった論調で、子どもの自尊感情を育む育児やし
つけの書籍が多く出版されてきました。そうした中で、教育関係者や保護者な
ど子どもと関わる立場の人たちから、それだけでいいのだろうか、そもそも自
尊感情とは何なのか、そしてそれを育てるとはどういうことなのかといった疑
問が起こってきているのが、2000年以降現在に続く状況だと考えられます。

　少し横道にそれました。四つのタイプの話に戻します。SBタイプとsbタ
イプについて、その特徴や注意すべき点などについて述べてきました。次は、
私が一番心配だと考えているSbタイプです。このタイプは、多くの大人から
好感を持って受け止められています。なぜかといえば、先生や親の言うことを
よく聞くだけでなく、友だちやきょうだいとも仲良く遊び、勉強もスポーツも
なんでも一所懸命に取り組む、素直で元気な頑張り屋だからです。その結果、
社会的自尊感情が大きく膨らんでいて、傍目には高く立派な自尊感情の持ち主
と見えるのです。でも、実体は社会的自尊感情が肥大化していて、基本的自尊
感情が低い、つまり大きいけれど不安定な自尊感情なのです。

　ですから、がんばれているうちは良いと思います。あるいは、がんばったこ
とで成果が得られている時は問題ないでしょう。でも、がんばれない時、がん
ばってもうまくいかない時があるかもしれません。すると、社会的自尊感情が
ふくらみません。基本的自尊感情は低いので、全体としても本当に低い状態に
とどまることになります。これは、とても辛いことだと思います。自尊感情が
低いということは、自分は価値がない、自分は役に立たない、自分を肯定でき
ない、自分を大切に思えないということです。こうした状況に、あっという間
に転落してしまうかもしれない、とても心配な自尊感情がSbタイプなのです。

　もしSbタイプの子が身近にいたらどうしたら良いでしょうか。どのような
関わり方が適切でしょうか。すぐに考えられるのは、「少し肩の力を抜いて」
とか「そんなに頑張らなくてもいいよ」という声掛けです。でも、それは無効
だと思います。頑張らないとか、力を抜くということがどういう結果を産む

か、本人は薄々勘付いています。自尊感情が急激に大きく低下して、生きることに自信を持てなくなるかもしれないのです。また、そもそもそんな力を抜くとか頑張らないという経験をしたことがありません。ですから、こうした子どもにはやはり共有体験ができるような状況を用意してあげて、和紙の枚数を少しずつ増やしていくことです。少しばかり時間がかかるかもしれませんが、ある程度和紙が重なってくれば、そんなに頑張って熱気球を膨らまさなくても、全体として自尊感情を保つことができるようになります。

　四つめのタイプは、sBタイプです。低く安定した自尊感情の、のんびり屋のマイペースな子どもです。低いといってもSBタイプに比べての話で、低いのは社会的自尊感情だけで、基本的自尊感情はしっかりと育っています。基本的自尊感情が育っているということは、それまでの生活で家族や友だちや身近な人たちと、たっぷりと共有体験を積み重ねてきているということです。ですから、仲良く遊んだり、一緒に物事に取り組んだり、一緒に泣いたり笑ったりすることが好きで得意な子どもです。

　まわりの大人は、少しは頑張って欲しいと思うかもしれません。やる気を出して欲しいと思うかもしれません。でも、本人はいたってのんびりしています。今のままでも、十分楽しいし幸せだからです。やる気というのは、内発的な動機ですから、本人がその気にならなければだめです。でも一度やる気のスイッチが入ってしまうと、周囲が心配するほどの大それた目標を定めて頑張り始めるかもしれません。その無謀な試みに、周囲は逆に引き止めにかかるかもしれません。うまくいけば良いのですが、失敗した時、だめだった時に落ち込むのではないかと心配だからです。でも、失敗しても大丈夫です。頑張って膨らませようと思った社会的自尊感情が、また元のように凹むだけだからです。基本的自尊感情は傷つきませんし、以前と同じようにしっかりと心を支えてくれています。もちろん、頑張ったのにうまくいかなかった時に少しは凹むでしょうが、大丈夫です。SBタイプを目指したけれども、元のsBタイプに戻るだけだからです。

　このタイプの子どもについて、「あの子は根拠のない自信を持っている」などという大人がいます。根拠のない自信など、あるはずがありません。自信があるのは、根拠があるからです。その根拠の存在、意味を大人が知らないだけ

です。本書をお読みになっているあなたには、もう説明の必要がないと思います
が、その根拠とは、基本的自尊感情が育っているということです。自信＝社
会的自尊感情だと考えている大人にとっては、特にできることや優れた点が見
られない子どもが自信を持っていることが理解できないのです。

　私の個人的な希望としては、子どもはまずsBタイプになってくれることを
期待します。周囲の大人たちが、そうなるように支援して欲しいと願っていま
す。そして、いつの日かSBタイプを目指してスイッチが入るかもしれませ
ん。小学生のうちに入る子がいるかもしれませんが、中学生になってからかも
しれませんし、高校生や大学生になってからかもしれません。あるいは大人に
なってから、社会生活をする中で、ある日突然スイッチが入るかもしれません
し、いつまでも入らないまま一生を送る人もいるかもしれません。それでも良
いのではないかと、私は思っています。sBタイプを心配しているのは、まわ
りの人だけです。本人は、基本的自尊感情さえしっかりと育っていれば、何に
も心配はありません。ありのままの自分をそのままに受け入れていて、心の底
から自分を大切な存在だと思えているからです。

〔文献〕

ボウルビイ，J.（作田勉監訳）（1981）．母子関係入門．星和書店

Coopersmith, S.（1959）. A method for determining types of self-esteem. *The Journal of Abnormal and Social Psychology*, 59(1), 87-94.

Dweck, C. S.（1999）. Caution-praise can be dangerous. *American Educator: American Federation of Teachers*. Spring, 1-5.

エリクソン，E. H.（西平直・中島由恵訳）（2011）．アイデンティティとライフサイクル．誠信書房

Harter, S.（1982）. The perceived competence scale for children. *Child Development*. 53(1), 87-94.

Helmreich, R. & Stapp, J.（1974）. Short forms of the Texas social behavior inventory（TSBI）, an objective measure of self-esteem. *Bulletin of the Psychonomic Society*, 4(5A), 473-475.

伊藤正哉・小玉正博（2005）．自分らしくある感覚（本来感）と自尊感情がwell-beingに及ぼす影響の検討．教育心理学研究，53(1)，74-85.

James, W.（1980）. *The principles of psychology*. Dover Publications Inc.

近藤卓（2010）．自尊感情と共有体験の心理学—理論・測定・実践．金子書房

望月美紗子・近藤卓・宮森孝史（2016）．社会的・基本的自尊感情尺度の妥当性と信

頼性の検討．いのちの教育，1(1), 41-50.

Pope, A. W., MaHale, S. M., Craighhead, W. E. (1988). *Self-esteem enhancement with children and adolescents*. Pergamon Press.

Rosenberg, M. (1989). *Society and the adolescent self-image*. Wesleyan Edition

サン＝テグジュペリ（渋谷豊訳）（2015）．人間の大地．光文社

Scaife, M. & Bruner, J. S. (1975). The capacity for joint visual attention in the infant. *Nature*, 253, 265-266.

新村出編（1998）．広辞苑 第五版．岩波書店

Tokyo Dome City ホームページ　東京ドームとは　https://www.tokyo-dome.co.jp/dome/about/（2024 年 5 月 31 日参照）

山本眞理子・松井豊・山成由紀子（2001）．自尊感情尺度　堀洋道監修・山本眞理子編　心理測定尺度集Ⅰ—人間の内面を探る〈自己・個人内過程〉．サイエンス社

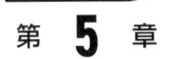

第 **5** 章

生活の中で
ストレスと向き合うために

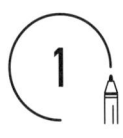

1 ストレスとは何か

　2011年3月11日、2016年4月14日そして2024年1月1日という三つの日付を見て、あなたは何を思うでしょうか。

　2011年には東日本大震災がありました。津波による未曾有の被害が出て、さらに福島県にある原子力発電所での大きな事故が引き起こされました。10年以上経っても、元の家や地域に戻れずにいる人たちが多数おられます。2016年には熊本県で大地震が起きて、ここでも大きな被害がありました。そして、2024年の元旦には石川県の能登半島を中心とした地域で地震があり、津波や火災で大きな被害がありました。

　こうした地震や災害について、最近ではSNSをとおして瞬く間に画像や音声が拡散します。テレビや新聞などの旧来のマスメディアより早く、生の情報が人々の手元に届く時代です。たまたまその場に居合わせた個人が、自分自身の判断で撮影した写真や動画を、そのままWeb上で公開します。地域や国境も関係なく、瞬く間に世界中の人々に伝えられます。

　大きな災害や事故は人々の関心を呼びますから、できるだけ多くの情報を得ようとして、誰もがそうしたSNSなどに接することになります。ここではマスメディアやSNSの情報に触れた人々の心への影響について考えてみたいと思います。

　東日本大震災の時には、連日のように余震が続いたこともあって、多くの家庭でテレビを消さずに最新の情報を得ようとしていました。テレビでは新しい情報を伝えるとともに、地震被害の様子や津波の映像が何度も繰り返して流さ

れました。

　その結果、自分では実際に地震や津波の被害を受けていない場合でも、テレビ映像という擬似体験的なものによって、心に負担を感じる人が出てきたのです。筆者自身も、普段は必要な時以外にスイッチを入れないテレビを常に視聴していていたために、次第に気持ちが沈んでいくような思いがしていました。つまり、心がストレス反応を示していたのです。

　ここでは甚大な被害を引き起こした震災を例にあげましたが、もっと日常的で身近なところにストレスの原因がある場合もあります。そうしたストレスの原因を列挙して、その強さを数値化して示したものが、ホームズとラーへのライフイベントです（Holmes & Rahe、1967）。ストレスの原因として最も重いものが、配偶者の死でそれをストレス値100としています。その配偶者との結婚はストレス値50です。亡くなることは大きなストレスですが、そもそも一緒になることがストレスの原因だとは、なんとも皮肉なことです。また、値は大きくありませんが、休暇もクリスマスもストレスの原因になるということなのです。

　ホームズとラーへと同じようにして、日本の大学生を対象として調べたものもあります。細かくみていくと、友人関係や学業に関することなど、大学生ならではの項目がありますし、男女の性別による差も見られます（白石ら、1988）。

　ここまで具体的なストレスについてみてきましたが、そもそもストレスとはなんでしょうか。改めて、そのことを考えてみたいと思います。

　ストレスは、カナダのセリエという生理学者によって定義された考え方です（Selye、1984）。「体外から加えられた各種の有害作用に応じて、体内に生じた障害と防衛の反応の総和」というのが、その定義です。

　ストレスは、もともとは材料工学の分野で使われていた概念です。例えば、鉄が温度によって伸縮することをご存知でしょうか。電車に乗っていると、ガタガタ、ゴトンゴトンと特有のリズムを感じます。線路の継ぎ目で、車輪が出す音と振動です。熱が加わると鉄は膨張し、温度が下がると鉄は収縮するのです。ですから、鉄でできた電車の線路を設置するときに、継ぎ目を少し空けておくのです。継ぎ目で隙間を作っておかないと、夏に外気が高い温度になった

時に鉄が膨張して、伸びた線路同士が押し合うことで線路が曲がって脱線事故の恐れがあるのです。

こうした材料工学での考え方を、人の身体の問題に適用したのがストレスの考え方だと言われています。有害刺激（ストレッサー；stressor）が加わると、人の体に反応が起きます。ストレッサーには、表18のようにさまざまなものが考えられます。いずれにしても、その結果としての反応をストレス（stress）と言います。

表18　心理社会的ストレッサー

①人間関係の問題
②仕事や学業の問題
③欲求不満
④環境の問題

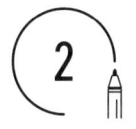

2　生活の中のストレスに対処する

当初ストレスは、身体の反応について考えられていましたが、現代社会では心理的な反応や行動面での反応の方が、むしろ広範で深刻な場合が少なくありません。特に心理社会的ストレッサーとして、職場や学校など身近な集団生活における人間関係の問題や、そうした場での本来の目的である仕事・学業の問題、生活上必要な物や趣味嗜好に関しての欲求不満の問題、そして住居や居住空間での環境の問題などが、深刻なストレスとして体験される場合があります。

そうなると今度は心身相関の視点が重要になってきます。心と身体が相互に関係していて、一方が不調になれば他方にその影響が出るということです。

例えば、大勢の人の前で自分の考えを発表しなければならないような状況を思い浮かべてみましょう。十分に準備をして臨むことが大切ですが、いくら準備をしてもたいていはある程度の緊張は避けられないと思います。そのように心が緊張状態になると、身体が反応して心拍数が上昇したり、手足の先が冷たくなったりすることがあります。逆に、体から心への影響もあります。軽い運動をしたり散歩などをしたりして体を動

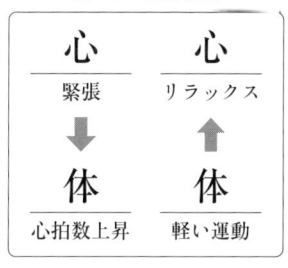

図18　心身相関

心　　　心
緊張　　リラックス
↓　　　↑
体　　　体
心拍数上昇　軽い運動

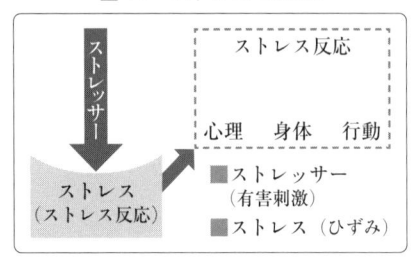

図 19　ストレス stress

ストレッサー

ストレス反応

心理　身体　行動

ストレス
（ストレス反応）

■ ストレッサー
　（有害刺激）
■ ストレス（ひずみ）

表 19　ストレスによる心身の障害

- ストレッサーが強力で適応力を超える
- ストレッサーが長時間持続し適応力を維持できない
- ストレッサーに対する耐性が不足

表 20　ストレスへの対処 Stress Coping

①原因への対処：克服や回避
②認知を変える：とらえ方を変える
③気分転換、リラクセーション
④コミュニケーションの改善
⑤専門家や専門機関の利用

かすと、心がリラックスして気持ちが軽くなることがあります。このように、体と心は影響を与え合い、一体となって私という存在を支えていると考えることができます。

　体を動かす軽い運動は、考えようによっては体にストレスをかけている状態です。ただ、そのストレッサーが適度な強さなので、害のあるストレス反応は起きずに、心身相関の働きで心に良い効果を生み出しているわけです。

　ところが、ストレッサーが強すぎた場合などには、やはり心身相関の働きによって心身の障害が起こることがあります。一つはストレッサーが強力で、適応力を超えるような時にストレス反応として、なんらかの障害が起こります。また、ストレッサーが長時間持続してかかることで、適応力を維持できなくなる場合があります。瞬時に反応が起こるほどの強さのストレッサーではなくても、持続的にかかり続けることでストレス反応が生じてしまうのです。さらには、ストレッサーに対する耐性が不足している場合です。個人個人でストレス耐性には違いがあります。また同じ人でも、その時の心身の状態によって、以前は耐えられる程度のストレッサーでも今回は耐えられないということもあるのです。

　ストレスに対処するには、どのような方法があるでしょうか。ストレス対処をストレス・コーピング（Stress Coping）と言います。もっとも確実で根本的な対処方法は、原因への対処です。ストレスの原因、つまりストレッサーを回避したり、克服したりすることです。

　よく知られたアニメ作品に「ドラえもん」（原作：藤子不二雄）がありま

す。作品には、何人かの少年少女が登場して、遊んだり喧嘩をしたりしている日常が描かれています。のび太という少年が主人公なのですが、仲良しのしずかちゃん、少し乱暴で意地悪をしたりするジャイアンなどが名脇役です。

さて、「のび太がジャイアンにいじめられてストレスになっている」と仮定しましょう。この場合のもっとも確実で根本的な対処方法は、「のび太がジャイアンをやっつける」つまり克服です。でもそれができていれば、最初から問題は起きません。もう一つは、「ジャイアンのいない道を通って家に帰る」という回避です。これが現実的かもしれません。いずれにしても、いじめのストレスに対処するには、この克服と回避がもっとも確実です。でもなかなか、思ったようにはいかないのが現実です。

そこで、三つ目の対処方法に手をつけることになります。つまり認知を変える、捉え方を変えるということです。視点を変えると言っても良いでしょう。「ジャイアンも辛いことがあって、それを僕にぶつけているんだ。だから、僕は段られることで、ジャイアンを助けているんだ」そんなふうに考えて、自分を納得させようとします。でも認知を変えることができても、段られる体の痛みというストレスは解消しません。認知を変えるだけでは、限界があるように思います。

四つ目の対処方法は、気分転換やリラクセーションです。例えば「しずかちゃんと遊んで気分を変える」とか、「好きな漫画を読んだり、ゲームをしたりしてリラックスす

表21　原因への対処；克服・回避

> 「のび太がジャイアンにいじめられてストレスになっている。」
> - 克服→のび太がジャイアンをやっつける。
> - 回避→ジャイアンのいない道を通って家に帰る。

表22　認知を変える

> 「のび太がジャイアンにいじめられてストレスになっている。」
> - ジャイアンにも辛いことがあって、それを僕にぶつけているんだ。だから、僕は段られることで、ジャイアンを助けているんだ。

表23　気分転換　リラクセーション

> 「のび太がジャイアンにいじめられてストレスになっている。」
> - 気分転換→しずかちゃんと遊んで気分を変える。
> - リラクセーション→好きな漫画を読んだり、ゲームをしたりして、リラックスする。

表24 コミュニケーションの改善

「のび太がジャイアンにいじめられて
ストレスになっている。」
・ドラえもんに、しっかりと話を聞いて
　もらう。
・お母さんやお父さんと、学校の話など
　をする。

表25 専門家や専門機関の利用

「のび太がジャイアンにいじめられて
ストレスになっている。」
・担任の先生に相談する。
・保健室の先生に相談する。
・生活指導の先生に相談する。

る」という対処方法です。一時的にはストレスを忘れて、自分の世界で自分が主人公になることができるかもしれません。

さて、五つ目の対処方法は、コミュニケーションの改善です。身近な人とのコミュニケーションを見直したりして、その助けを活用するのです。のび太君であれば、「ドラえもんに、しっかりと話を聞いてもらう」とか「お母さんやお父さんと、学校の話などをする」などが良いでしょう。何気ない日常の様子を語り聞いてもらうだけでも、自分は一人ではないという実感を得られて、力が湧いてくるに違いありません。

さまざまな対処方法を試みても、それでも問題が解決しない場合や、ストレス対処に困難を感じた時でも、専門家や専門機関の利用という方法が残されています。ジャイアンにいじめられてストレスになっているのび太君は、「担任の先生や保健室の先生、生徒指導の先生に相談する」こともできます。また、学校内にスクール・カウンセラーやスクール・ソーシャルワーカーが配置されていれば、そうした専門家に相談することも有効です。さらには、お母さんやお父さんの理解が得られれば、外部の専門機関に相談することもできます。

3 ストレスから逃げること

ストレス対処としてもっとも確実で根本的なのが、克服や回避であることは前項で触れました。ここではさらに、「逃げること」について考えてみたいと思います。公園を散歩していたら、急にグランドの方から野球のボールが飛んできたとします。ぶつかったら痛いですし、場合によっては大怪我をするかもしれません。ですからそんな時には誰でも、とっさに身をかわすでしょう。要

するに逃げるのです。同じように、狭い道を歩いているときに車が走ってくれば、避けるでしょうし、雨が降ってくれば濡れないように軒下に逃げ込みます。津波が来たら、高いところに逃げることが大切です。

つまり、逃げることは当然ですし、なにも恥ずかしくもみっともないことでもありません。自分で自分を責めることもないし、誰も責めたりしないでしょうし、笑ったりもしないでしょう。「逃げること」は正しい対処方法なのです。

ただ、例に挙げた事態はいずれも物理的な原因です。ところが、心理的・社会的な問題が降りかかってきた時には、話が違ってきます。逃げるのは恥だとか、逃げるのは卑怯だ、逃げたら駄目だ、逃げると逃げ癖がつくなどと、自分自身で逃げることを否定しようとします。もちろん、誰かにそのように言われてきたから、教えられてきたからです。

でも、逃げなくてはいけないのです。まず逃げることが大切です。津波が来たら高いところへ逃げ、雨が降ってきたら濡れないように逃げ込むように、辛いことがあったら、逃げなくてはなりません。まず、何はともあれ逃げるのです。まずやるべき対処は、逃げることです。それから、落ち着いて、これからどうするかを考えます。考えてから逃げるのではなく、考えながら逃げるのでもなく、「逃げてから考える」ことが何より大切な対処方法です。そしてさらに大切なことは、「一人で考えない」ということです。逃げた先で、誰かが一緒にいてくれること、一緒に考えてくれること、一緒に悩んでくれること、一緒に泣いてくれること、一緒に笑ってくれることが、何よりも大切です。このことは、基本的自尊感情の育み方として第 4 章で述べたとおりです。

さて、かかり続けるストレッサーにさらされ続けた結果、過度なストレス状態に陥った結果の過労死や過労による自死が大きな社会問題になっています。2024 年の時点で、社会のさまざまな場面で働き方改革が叫ばれています。企業や労働の現場だけでなく、医療の現場や教育の現場、福祉や介護の現場などで働く人たちの過重労働が大きな問題になっています。小中学校の教員の成り手が大きく減少したことなどが、マスメディアを賑わせています。福祉や介護の現場でも、成り手の不足が大きな問題となっています。

2015 年には、大手の広告代理店に勤務していた 24 歳の女性が、過労を苦にして自死をしました。その時、多くの人の口から出たのが、「死ぬくらいなら

会社辞めればいいのに」という言葉でした。確かにそうかもしれません。仕事が辛くてならないのなら、その会社を辞めればよいと誰でもが思うことでしょう。でも、自死をしなければならないほどの状態に追い込まれてしまっていると、辞めることができなくなるかもしれないのです。逃げることができなくなってしまっているのです。

それはなぜか。追い詰められる過程で、自分の無力を徹底的に思い知らされているからではないでしょうか。あれをやってもだめ、これをやってもだめ、どうあがいても逃げられない、そんな状態になってしまうのです。時間をかけて、さまざまな試みをしているうちに、そのように自分の無力を学習してしまっていたのかもしれません。学習性無力感（learned helplessness）と言います（Seligman、1986）。

ですから、これは対処しようがないという程の強いストレッサーがかかった時には、まず逃げることが必要なのです。逃げずに、認知を変えてみたり、気分転換やリラクセーションをしてみたり、コミュニケーションの改善を試みてみたり、専門家や専門機関を頼ってみたりしていてはならないのです。まずは逃げることが絶対的に大切です。

小学生や中学生、高校生、大学生・大学院生、専門学校生が学校でそんなにも辛いことがあるなら、学校に行かずに家にとどまりましょう。あるいは、静かに隠れていられる場所に行きましょう。図書館でもいいと思います。まず、辛い場所から逃げるのです。その上で、逃げた場所でやるべきことがあります。それは、基本的自尊感情を育むことです。簡単に言えば、自分自身をありのままに受け入れられるようになることです。

このことでヒントになる物語があります。辻村深月作の『かがみの孤城』という小説です（辻村、2017）。中学 1 年生の主人公が、学校でのいじめが原因で不登校になります。家の自室に閉じこもっているのですが、あるとき部屋にある鏡が輝いていることに気づきます。その鏡の向こうには城があって、そこで六人の中学生たちと出会います。そして、友だちになったり、恋をしたり、失恋をしたり、みんなで冒険をしたりしながら、少しずつ元気を取り戻していくというお話です。つまり、部屋に閉じこもっているだけではなく、同世代の仲間と笑ったり泣いたりの共有体験を積み重ねて、基本的自尊感情を育んでい

くようなお話なのです。

　もちろんこれは小説のお話です。逃げたときの現実の共有体験は、実際には家庭の中でおこなわれることになるでしょう。家族構成にもよりますが、父親、母親、兄弟姉妹、祖父、祖母、親戚の人、そのほかの同居している人、誰かが身近にいて一緒に時間を過ごしてくれることが大切です。そして、一緒に笑ったり泣いたり、喜んだり悔しがったり、盛り上がったり沈み込んだりと、さまざまな感情を共有できる機会が日々少しずつでもあれば、少し時間はかかりますが、やがて基本的自尊感情の和紙が糊付けされて、積み重なっていくに違いありません。

　文部科学省の調査では、不登校児童生徒とは、「何らかの心理的、情緒的、身体的、あるいは社会的要因・背景により、児童生徒が登校しないあるいはしたくともできない状況にあるために年間30日以上欠席した者のうち、病気や経済的な理由による者を除いたもの」（文部科学省ホームページ）と定義されています。

　表26は小中学生の不登校者の年次推移を示しています。表を見ると明らかなように、近年急激に数が増えています。小学校、中学校の在籍者数は減少しているのに関わらず、不登校の人数は増えています。当然のことながら、不登

表26　小・中学校における理由別長期欠席者数の推移（文部科学省、2023より筆者作成）

		在籍者数	病気	経済的理由	不登校	不登校
			人数	人数	人数	割合
2013年度	平成25年度	10,229,375	37,431	85	119,617	1.17
2014年度	平成26年度	10,120,736	37,851	64	122,897	1.21
2015年度	平成27年度	10,024,943	41,064	49	125,991	1.26
2016年度	平成28年度	9,918,796	42,813	29	133,683	1.35
2017年度	平成29年度	9,820,851	45,362	27	144,031	1.47
2018年度	平成30年度	9,730,373	49,624	24	164,528	1.69
2019年度	令和元年度	9,643,935	46,734	30	181,272	1.88
2020年度	令和2年度	9,578,674	44,427	33	196,127	2.05
2021年度	令和3年度	9,529,152	56,959	19	244,940	2.57
2022年度	令和4年度	9,442,083	75,597	36	299,048	3.17

校率も同じように増えていて、大変深刻な状況です。不登校の原因や要因を探って、予防的な対処をすることはもちろん重要です。しかし、現実に多くの不登校者がいる今、考えるべきことは学校に行かない状況で、子どもたちに何をしてやることができるかだと思います。彼らは、とにかく学校から逃げてきています。逃げたことは、正しいストレス対処方法なのです。私たちが今考えなければならないのは、逃げてきた子どもたちと何をするかなのです。

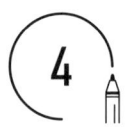

4　ストレスと心的外傷後成長PTG

　前項では、強いストレス状況からは、まず逃げることが大切だと述べました。逃げ遅れてその場に止まっていると、ストレス反応による警告反応期、抵抗期そして疲労困憊期と深刻な状況になってしまう可能性があります。警告反応期では、緊張感が高まり不安や苛立ちが顕著になり、睡眠障害などが起こってきます。そのままストレス状況が続くと、最終的には疲労困憊期に突入してしまうかもしれません。気分が沈んで抑うつ状態になり、無力感に覆われ、睡眠障害がひどく継続するようになり、さまざまな心身症の症状も見られるようになってしまうかもしれません。

　仮に、途中でストレッサーからの影響が消えたとしたらどうでしょう。人の心身には、自ら成長し前進しようとする力があり、やがて心の状態が回復する可能性もあると考えられます。そうした精神的

表27　ストレスの段階　警告反応期・抵抗期

感情面	：緊張、不安、イライラ
心身の状態	：無症状、自律神経症状、睡眠障害、神経症、心身症

図20　レジリエンス；精神的回復力

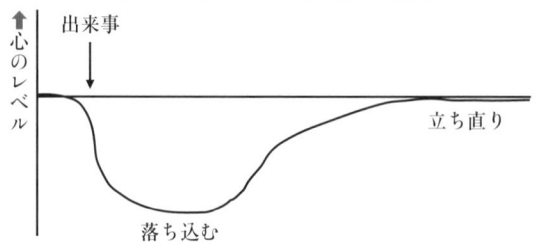

回復力のことをレジリエンス（Resilience）と言います。レジリエンスの研究はさまざまに行われていて、小塩ら（2002）によれば「困難で脅威的な状況にもかかわらず、うまく適応する過程、能力、および結果」と定義されています。そこではレジリエンスは四つの因子から構成されています。

　その一つ目は、肯定的な未来志向性で、自分の将来に希望を持っていること、自分の未来にはいいことがあると思うこと、そして将来の見通しは明るいと思うことが挙げられています。二つ目の因子は感情の調整で、自分の感情をコントロールできること、動揺しても落ち着かせることができること、そしていつも冷静でいられるよう心がけていることが大切だとされています。三つ目の因子は興味・関心の多様性で、色々なことにチャレンジするのが好きなこと、新しいことや珍しいことが好きなこと、そして色々なものに興味や関心が強いことなどが挙げられています。四つめの因子は忍耐力で、粘り強い人間だと思えること、困難があってもそれは人生にとって価値のあるものだと思えること、そしてつらい出来事にも耐えられることです。

　過酷なストレス状況に遭遇して、心に傷を負ってそのためにストレス障害になることがあります。例えば、死や重傷を負うような出来事とか、自分や他人の身体の危険を感じる状況を体験したり目撃したり直面した時などが考えられます。その際に、強い恐怖を感じ、無力感や戦慄を感じたりすることで、ストレス障害は起こる可能性があります。

　そうした病的なストレス障害の状態を PTSD（Post-traumatic Stress Disorder; 心的外傷後ストレス障害）といい、深刻な症状を呈することになります。その症状は、恐ろしい夢を見ることなどで外傷体験が再体験され続けることや、外傷と関連した刺激の回避と反応の麻痺や、覚醒亢進症状に陥って睡眠障害、怒りの爆発、集中困難、警戒心、驚愕反応などとして現れます。こうした状態が 1 ヶ月以上続いた時に、PTSD と診断されます（American Psychiatric Association、2014）。

　PTSD が強く注目されたのは、1960 年代のアメリカだったと言われています。ベトナム戦争に出征していた兵士たちが、アメリカ本土に帰還してから、日常生活に大きな支障をきたすようになったのです。その後、日本では 1995 年に起こった阪神淡路大震災で被災した人たちや、救援活動に従事した人たち

の PTSD として注目されるようになりました。DSM-5 でも、具体的に「遺体を収集する緊急対応要員」や「児童虐待の詳細に繰り返し曝露される警官」などが例として挙げられています（American Psychiatric Association、2014）。

　このように、過酷な体験から PTSD を発症することがありますが、一方でそうした病的な状態を経験しながらも、並行して以前より成長する可能性のあることが近年研究されています。そうした心のあり方を PTG（Post-traumatic Growth: 心的外傷後成長）といいます。それは、この分野の先駆的な役割を果たして牽引してきたカルフーンらによって、「危機的なできごとや困難な経験との精神的なもがき・闘いの結果生じる、ポジティブな心理的変容の体験」と定義されています（Calhoun & Tedeschi、2006b）。

　PTG もレジリエンスと同じように、四つの因子で構成されていると考えられています。

　一つ目は、他者との関係性を見直すことで、困った時には人を頼りにできる、他の人たちとより親密になる、人との関係に努力するようになるといったことが見られます。二つ目は、新たな可能性の発見で、人生に新たな道筋を築く、体験を経て新たなチャンスと出会う、自ら変えていこうとするようになるといったことです。三つ目は、人間としての強さの発見で、自らを信頼する気持ちが強まることや、困難に対処できることが感じられること、そして想像以上に自分は強い人間だと思えることです。四つ目は、精神的変容と人生への感謝で、精神性や神秘的なことへの理解や、1 日 1 日をより大切にできるようになったり、人間は素晴らしいものだと思えるようになったりといった変化です。

　カルフーンらによると、心に傷を負った後、さまざまな経過を経て PTG に至る過程が図 22 のように説明されています（Calhoun & Tedeschi、2006a）。心的外傷を受けた人は、恐怖と失望そして混乱の中で、「嘆きの管理」をしようとしたり、「信念や目標」の混乱と葛藤、あるいは「物語」を書き換えようと、さまざまな「挑戦」を試みます。もちろん、そうした試みの時間は極めて困難で厳しい体験だと考えられます。

　そうした困難に直面した後、人は「沈思黙考」と「反芻」の段階に至ります。自分のうちに閉じこもって、一人で悶々と考え苦しみながら、時折ほとん

図 21　PTG（Post-Traumatic Growth；心的外傷後成長）

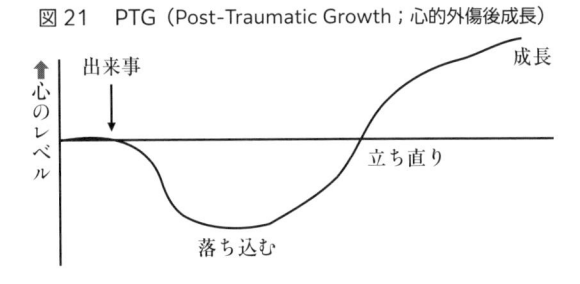

図 22　PTG の包括モデル（Calhoun & Tedeschi、2006a より筆者翻訳引用）

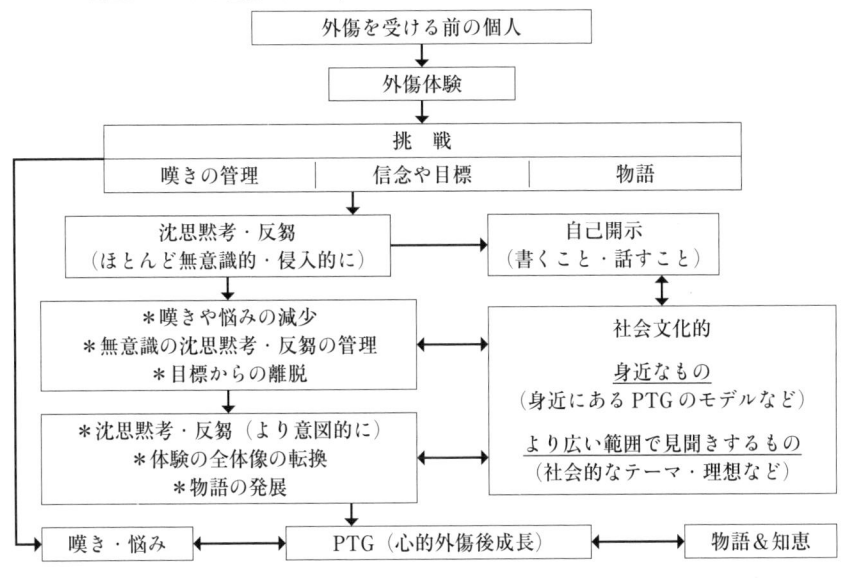

ど無意識的かつ侵入的にやってくる「反芻」に苦しむことになります。そうした状態と並行して、その思いを文章で書いたり、絵にしたり、誰かに話すことで「自己開示」をするかもしれません。

　「自己開示」は、言い換えれば自分の内にある思いを客体化することなので、それを「社会文化的」なものと照らし合わせて検討することができるようになります。「社会文化的」なものには、「身近なもの」つまり知り合いや友人など身近にいる人たちの経験や、「より広い範囲で見聞きするもの」つまり社

会で言い伝えられてきたテーマや理想などがあります。

　一方で、こうした「自己開示」に伴う作業をしていることと相まって、「嘆きや悩みの減少」が見られたり、「無意識の沈思黙考・反芻の管理」ができたりするようになってくるかもしれません。そして最終的には、意図的に「沈思黙考・反芻」をしたり、「体験の全体像の転換」ができたりして、やがて当初試みても困難だった「物語の発展」ができるかもしれません。こうしてPTGに至ると考える理論モデルが、カルフーンらによって示されているのです。

　カルフーンらの考えるPTGは「物語の発展」に至るもので、まさに成長することです。傷ついた心が修復され、それまでよりも強く大きくなることもあるかもしれません。しかし一方で、深い傷は一生消えることがなく、心に残り続けるかもしれません。体の表面についた傷でも、深い傷の場合には傷跡が生涯残ることはよくあることです。膝小僧についた擦り傷が、跡形もなく綺麗に元通りになることもあります。でも皮膚の下部の層まで傷つくと完全に修復されず、その跡は消えることなくいつまでも残ります。心の傷も、同じなのではないかと思うのです。

　傷を抱えたまま、傷跡は残ったままで、それでも生きていくのが人生なのではないかと思います。あえて名付けるならば、心的外傷後人生（PTL：Post-traumatic Life）とでも呼ぶべきものです。傷ついても生きていくとすれば、その人は「生きている」のですから、それだけで成長とも言えるように思います。以前より強くなったり大きくなったりしなくても、生きているということは、前に進んでいるということであり、その前進している時間の分だけ見て、聞いて、嗅いで、触って、味わっています。その時間の分だけ、確実に「生きている」のですから、以前より強く大きくならなくても、それは成長だと言えると私は思います。

　また、傷が残ったまま、それでも生きていくということを考えた時に、私は日本独自の陶器の修復法である金継ぎを思い出します。金継ぎとは、割れた器のかけらを漆で接着して、表面を金粉で飾る修復技法です。金粉で飾らない場合もありますし、割れた器の欠損した部分を他の器のかけらを用いて補修する呼続（よびつぎ）という技法もあります。

　いずれの方法にしても、傷ついていることを隠さずに、傷はそのままにある

けれども、傷つく前と同様に用いられ、ある意味では以前よりも味わい深く魅力的な器になることさえあります。また、割れたり傷ついたりするのではなく、陶磁器が時間とともに変化することを楽しむ文化もあります。例えば、萩焼の器の表面には、無数の細かいひび割れができることがあります。それを貫入といい、むしろひび割れが入った器を楽しむという文化があります。このひび割れは、焼かれた陶器が冷えていく時に、素地と表面の釉薬の収縮率の違いから生じるものだそうです（松井、2009）。

図23　貫入のある茶碗

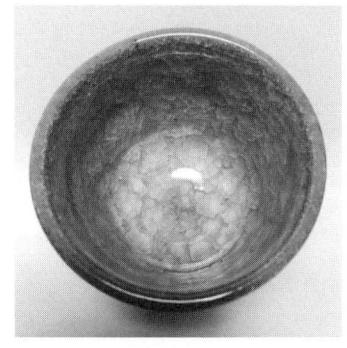

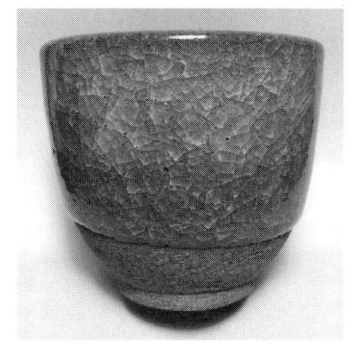

　漆を塗料として用いることは、すでに縄文時代に行われていたということもわかっています（灰野、2001）。古墳時代には陶磁器の補修にも用いられていたといいます（荒川、1977）。興味深いことに、漆を英語ではjapanといいます。Japanと表記すれば固有名詞としての日本の国名ですが、頭文字を小文字にして一般名詞とした場合には、その意味が漆となるのです。漆がいかに日本の文化と深く結びついているかを、示す一つの状況証拠であると私は考えています。同様なことは、中国の英語表記でも見られます。Chinaは中国ですが、chinaと小文字で始まる一般名詞は陶磁器なのです。欧米への陶磁器の輸出がかつて盛んに行われていたことから、こうしたことが起こったのだと思われます。

図24　金継ぎした器

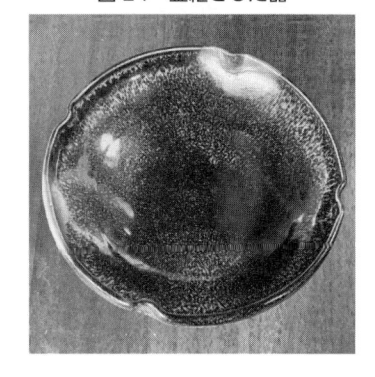

　実際に、私自身いくつかの陶磁器を金継ぎの技法で修復してみました。毎日

の生活で、今もそれらを愛用しています。高性能な接着剤も市販されていますから、それらを使って修復することもできないことはありません。その場合は、割れ目がなるべく目立たないように、細心の注意を払って張り合わせようと努力します。でも、割れ目は隠しようがありません。欠損した部分があれば、そもそも接着剤での修復は不可能です。私は接着剤で修復したマグカップは、卓上でペン立てとして使っています。

　さて、金継ぎの過程を図25にまとめてみました。器を破損するのは、ほんのちょっとしたはずみです。気を抜いた瞬間、他のことに気を取られた時、悔しく残念な思いと共に、器は破片や断片となって床に散乱しています。「混乱と混沌」の中、破片や断片を拾い集めます。そして、集めた破片や断片を突き合わせてみます。あまりに細かく割れてしまって、隙間ができてしまうこともあります。大きな破片をご飯粒と練り合わせた透漆で接着し、隙間も透漆で埋めます。数週間かけて、乾燥させます。時間をかけて乾燥させるために、わざわざある程度の湿度を保った容器の中で乾燥させる必要があります。一気に乾燥させると、表面だけが固まって芯の方が未乾燥になってしまい強度が落ちるのです。ですから、容器の中に湿った布などを置いて、その容器の中が一定の湿度になるようにして、時間をかけて乾燥させるのです。

図25　金継ぎの流れ

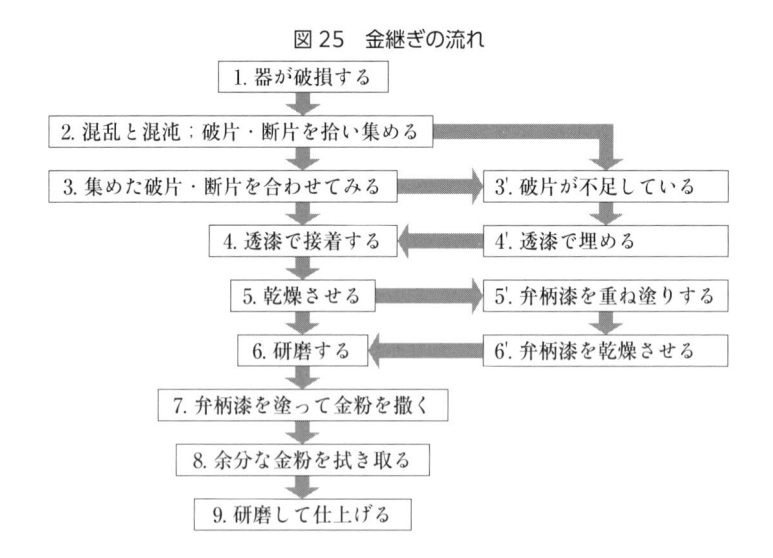

　乾燥した部分をメノウを使って研磨します。そのあと弁柄漆を塗って、また時間をかけて乾燥させます。その後、再度研磨して弁柄漆を薄く塗った上に金粉を撒いて、研磨して出来上がりです。傷ついた跡は残ります。傷が消えてなくなるわけではありません。でも、器としてそれからも使うことができます。ある意味では、以前より愛着が増して自分にとって価値が高まったとも言えるかもしれません。

　この金継ぎになぞらえて「心の金継ぎ」を考えると、図26に示したようになると思います。「記憶が飛んでいる」というのは、断片や破片が見つからなかったり、細かく壊れてしまったりして、継ぎ合わせることができないような状態に相当すると思います。「物語の再構成」や「意図的な反芻」、「物語を確認する」などの過程は、長い時間を要する作業なのだと思います。一気に解決してしまおうと表面を繕っても、内面では未消化な思いが残ってしまいます。だから、時間をかけて表面だけではなく、内面も乾燥させようとして、あえて湿度を保つ必要があるのです。

図26　心の金継ぎの流れ

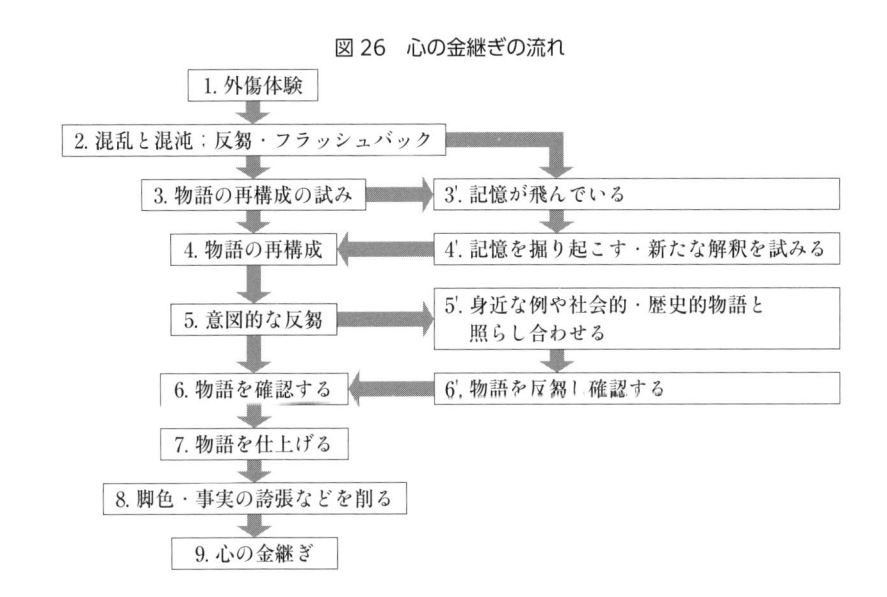

5 PTG（あるいは PTL）を支える基本的自尊感情

　他の章でも触れましたが、新型コロナウィルス感染症の爆発的な感染の広がり（パンデミック）によって、社会的に未曾有の影響がありました。子どもたちは、学校が臨時休校となったり、外へ出て遊ぶこともできず友だちとも会うことができなかったりして、孤独感に打ちのめされた子も多いに違いありません。

　その影響は、自殺の増加という最も深刻な形で現れました。表28にあるように、2019年とコロナ禍で社会が急変した2020年で、児童生徒の自殺者が倍増しているのです。特に女子の増加が著しいことがわかります。女子児童では、3名から10名へと三倍以上に増えていますし、中学生では37名から62名へと二倍近く、高校生では67名から138名へと二倍以上に増加しています。男子も増加していますが、その増加率は女子ほどではありませんでした。しかし、それ以前から、男子生徒の自殺の問題は長年の深刻で大きな社会問題となっていました（文部科学省、2021）。

　現代社会に生きる子どもたちは、過度な競争にさらされ続けています。階段を駆け上り、少しでも早く、より高みを目指して努力していますし、努力させられています。その評価は、常に得点化され、1点でも良い得点を取ることができれば、それは勝利であり成功であり、賞賛を得る唯一の方法なのです。日頃から、こうした逃れ難い生活の中で、常にストレスを抱えて生きているのが、現代社会の子どもたちなのだと思います。特に深刻なストレスを感じていたのが、男子生徒たちだったのだと思います。男女雇用機会均等法が制定され

表28　児童生徒の自殺数 2020 年（2019 年）（文部科学省、2021）

	女子	男子	計
小学生	10（　3）	4（　3）	14（　6）
中学生	62（37）	74（59）	136（96）
高校生	138（67）	191（170）	329（237）
合計	210（107）	269（232）	479（339）

たりして、男女差別は存在しないことになっていますが、現実には日常的な場面で男子はより強い圧力で、社会的な成功を求められ続けているのでしょう。ですから、コロナ禍前の 2019 年の数字を見てわかるように、男女では自殺者数に二倍の開きがあったのです。

表 29　新型コロナウイルスの影響

> 新型コロナウイルス感染症　COVID-19
> ・長期間（2019 年 12 月から）
> ・マスクの着用
> ・手指の消毒
> ・三密の回避
> ・外出の自粛

　こうした状況の中で、コロナ禍が襲ってきたのでした。コロナ禍が始まった 2019 年終わりから 3 年以上にわたる長期間、マスクの着用、手指の消毒、三密（密集、密接、密閉）の回避、外出の自粛が求められました（表 29）。

　子どもは本来、密集し密接するものです。仲良くしたり、喧嘩をしたりしながら、人間関係を豊かに育てていきます。外へ出て思い切り遊ぶことで、心身が豊かに育ちます。互いの視線を感じ、笑顔で触れ合うことで友情を育みます。それらが、すべて禁じられたのです。これ以上のストレス状況は考えられないほどの、過酷な状況だったと言えるでしょう。

　ただ、大人はそのことに初め気づきませんでした。なぜかというと、マスクをしたからといって窒息するわけではありません。友だちと直接会わなくても、すぐに関係が途絶えるわけではありません。電話もネットもあります。外出しなくても、自由に過ごせる子ども部屋がある子も多かったでしょう。つまり、いずれも「直ちに深刻な状況になる」わけではないのです。むしろ、その状況が心地よいと感じた子どももいたかもしれません。

　朝早く起きて、めんどうくさい学校へ行かなくていい。直接会えば喧嘩だってするかもしれない友だちと、少し距離をとって付き合うことができる。家でゴロゴロしながらゲームをしているのは快適だ。そんなふうに感じたかもしれません。その結果、「心の低温やけど」が起こったのだと、私は考えています。

　低温やけどは、急性のやけどと違って 40〜50 度という低い温度にさらされることで起こります。40 度といえば、お風呂のお湯の温度と変わりません。浸かっていると心地よく快適な温度だとも言えます。そうした温度に長時間接触していることで起こるやけどが、低温やけどです。自覚症状が現れにくく、

表30　低温やけどとは
（永瀬、2019 より筆者作成）

- 低い温度で（約40〜50℃）
- 長時間接触
- 自覚症状が現れにくい
- 皮膚の奥まで損傷
- 高温が短時間よりも重症化

気づいた時には皮膚の奥深くまで損傷してしまい、重症化する深刻な事態です（表30）。

　急激に激烈な刺激が加えられた結果として、心がやけどを負うことがあります。ひどく侮辱的な言葉を浴びせかけられたり、暴言を吐かれたりして尊厳を傷つけられたことで、心がひどいやけどを負ったような状態になることがあります。

　一方で、それほど強い刺激ではないけれども、心が少しだけささくれるような刺激が長期間にわたって続くことで、心が低温やけどを負うことがあるのです。相手は、ちょっとしたからかいや、「いじり」のような軽い気持ちかもしれません。確かに、そのとき一回の刺激で軽く傷ついても、その辛さは時間とともに薄れていきます。でも、そうした軽い刺激が日々の生活で繰り返され、長期間にわたって続くことで、気づいた時にはもう取り返しがつかないほど、深く心が傷ついてしまうのが心の低温やけどです。

　コロナ禍で休校となって、自宅に閉じこもっていた子どもたちは、自覚症状のないまま「心の低温やけど」を発症し底知れない不安、孤独、恐怖に打ちのめされ、気づいた時にはもう遅すぎた、ということだったのかもしれないのです。

　深刻な低温やけどで心に傷がついたとしても、PTG（あるいはPTL）の可能性はあります。確かに深く傷ついたその跡は、永遠に消えることはないかもしれません。傷跡は残るのです。でも、PTG（あるいはPTL）の可能性はあるのです。

　ただ、もちろんそれは可能性であって、誰でもが成長できるとか、成長できなければならないということではありません。それに当然のことながら、傷などつかない方が良いのです。成長できる可能性があるのだから傷ついても良いなんてことは絶対にありません。傷ついてもがき苦しむことなど、ない方が良いに決まっています。でも、個人の力では避け難いコロナ禍のような事態で傷ついてしまうことは、これからもあるかもしれません。そんな時、PTG（あるいはPTL）が起きるためには何が必要なのでしょうか。

　最も大切なものは、基本的自尊感情だと考えています。熱気球のように膨らんだ社会的自尊感情は一気に凹んでしまうかもしれませんが、しっかりと糊付けされた和紙のような基本的自尊感情は、辛く厳しい体験に遭遇しても簡単に崩れたりすることはないと考えています。辛く厳しい状況の中で、ギリギリのところで心を支えているのが基本的自尊感情なのだと思います。ですから、常日頃から少しでもたくさんの共有体験を重ね、一枚でも多くの和紙を糊付けしておくことが大切なのです。

　PTGを支えるものとして、他には曖昧性耐性、レジリエンス、ソーシャルサポート、価値観、パーソナリティなどが考えられます（図27）。曖昧性耐性とは、曖昧な状況にどれだけ耐えられるかということです。考えてみれば、生きるということは曖昧な状況への対処の連続のようにも思います。右へ行くか左へ行くか、これを買うかあれを買うかなど、一見二者択一のようにも見えますが、実はそれ以外にも進める道は無数にありますし、買うべきものも無数にあるのです。宙ぶらりんの曖昧な状況の中で、私たちは日常を送っているとも考えられるのです。それはかなり不安で頼りのないことなのかもしれません。ですから、できるだけ曖昧な状況を避けようとして、私たちは自分の好みや色を明確にしておこうとするのだと思います。

　性別違和（Gender Dysphoria）のことを考えても、そのことはよく理解で

図27　PTGを取り巻く諸概念の関係モデル（近藤、2012）

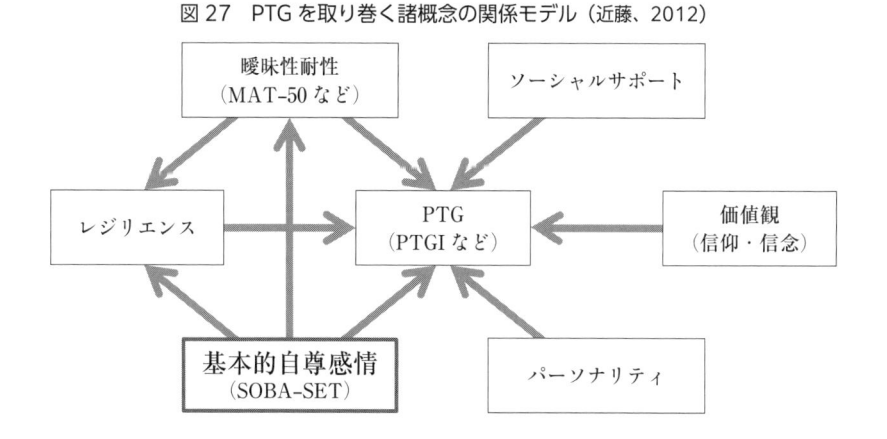

きます。LGBT から LGBTQ、LGBTQ+ そして LGBTQIA+ と、時とともに概念が拡張しています（第6章81ページ参照）。これは、とても自然な流れだと思います。それは、いかに性別というものが曖昧なものかを示していることのように思うのです。多くの人たちが、気付き、認め始めた証です。男か女、男性的か女性的、男らしいか女らしいか、などの明確な二分法で事態を説明しようとすれば曖昧さは消え去ります。管理はしやすいかもしれません。でも生き物である私たち人間は、二分法の性別で整理できるような単純な存在ではないし、管理されるべきものでもないのだと思います。だから、二分法で区分けしようとすると、違和感が出てくるのだと思います。

　私たちは、そもそも、もっとつかみどころのない曖昧な存在なのです。曖昧な存在が互いに関係を保ちながらこの世界は成り立っています。だとすれば、この曖昧な状況にどれだけ耐えられるか、というより曖昧な状況を甘受しむしろ楽しむ力が必要ですし、本来そのような力が私たちには備わっていたのだと思います。

　本来備わっていた力が、近代から現代と時代が進むにつれて失われつつあります。それは、身の回りから曖昧なものが消し去られたからだ、とも考えられます。外と内が曖昧に繋がっていた、玄関の土間や縁側が消え去りました。隙間風が入って外と内が曖昧に繋がっていたガラス戸や雨戸は、アルミサッシやシャッターに置き換わりました。昼行燈という言葉があるように、ぼんやりとしていて点灯しているのかどうか曖昧な明かりから、スイッチのオンオフで点灯と消灯が明確な電灯が普及しました。こうした環境の変化は、枚挙にいとまがありません。つまり、身の回りから曖昧な雰囲気が消え去り、いわばアナログからデジタルへと大転換が起こったのです。そして、そこで暮らす私たちの心までもが、オンかオフに慣れてしまって、それが心地良いように感じるようになってしまい、曖昧さに耐える力が低下したのだと思います。

　レジリエンスは、64〜65ページでお話しした通り心が傷ついても回復する力でした。ソーシャルサポートも大切です。心身ともに辛く厳しい状態の時に、精神的にも物理的にも支えてくれる身近な信頼できる人の存在は、間違いなく大切だと言えます。その人の信仰や信念などの人生観や価値観が心を支えるものであることも、当然のことだと思います。そして、もともとのその人の

パーソナリティ（人格・性格）が、心の一番基盤のところでその人を支えるものだということも間違いのないことだと思われます。

〔文献〕

American Psychiatric Association（日本精神神経学会　日本語版用語監修　高橋三郎・大野裕監修）（2014）．DSM-5 精神疾患の分類と診断の手引き．医学書院

Calhoun, L. G. & Tedeschi, R. G. (2006a). *Handbook of posttraumatic growth: Research and practice.* Lawrence Erlbaum Associates, Inc.

Calhoun, L. G. & Tedeschi, R. G. (2006b). The foundations of Posttraumatic growth: An expanded framework. In L. G. Calhoun & R. G. Tedeschi (Eds.), *Handbook of posttraumatic growth: Research & practice.* Lawrence Erlbaum Associates Publishers.

灰野昭郎（2001）．漆：その工芸に魅せられた人たち．講談社

Holmes, T. H. & Rahe, R. H. (1967). The social readjustment rating scale. *Journal of Psychosomatic Research*, 11(2), 213-218

近藤卓編著（2012）PTG　心的外傷後成長—トラウマを超えて　金子書房

松井信義監修（2009）．知識ゼロからのやきもの入門．幻冬舎

文部科学省（2021）．令和 2 年　児童生徒の自殺者数に関する基礎資料集．https://www.mext.go.jp/content/20210216-mxt_jidou01-000012837_009.pdf（2024 年 9 月 4 日参照）

文部科学省（2023）．令和 4 年度　児童生徒の問題行動・不登校等生徒指導上の諸課題に関する調査結果について．https://www.mext.go.jp/content/20231004-mxt_jidou01-100002753_1.pdf（2024 年 9 月 4 日参照）

文部科学省ホームページ　不登校の現状に関する認識．https://www.mext.go.jp/a_menu/shotou/futoukou/03070701/002.pdf（2022 年 2 月 25 日参照）

永瀬洋解説（2019）．「低温やけど」ってどんなやけど？　恩賜財団済生会ホームページ　https://www.saiseikai.or.jp/

小塩真司・中谷素之・金子一史（2002）．ネガティブな出来事からの立ち直りを導く心理的特性—精神的回復力尺度の作成．カウンセリング研究，35(1)，57-65

Seligman, M. E. P., Nolen-Hoeksema, S. Girgus, J. S. (1986). Learned helplessness in children. A longitudinal study of depression, achievement, and explanatory style. *Journal of Personality and Social Psychology*, 51(2), 435-442.

Selye, H. (1984). *The stress of life, revised edition.* The McGraw-Hill Companies, Inc.

白石純三・夏目誠・村田弘・大林千恵・古我貴史・奥田純一郎・日野林俊彦・藤井久和（1988）．大学生におけるストレス評価法（第 1 報）点数法によるストレス度の自己評価の試み．大阪大学健康体育部紀要，5，35-44.

東京国立博物館（1977）．特別展　東洋の漆工芸.
辻村深月（2017）．かがみの孤城．ポプラ社

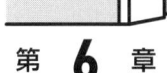

第 **6** 章

健やかな生活に
心理学を生かすには

1　心理学の中の臨床心理学

　初対面の方に心理学を専攻していると自己紹介すると、「心の中を見透かされているようで怖い」などと言われることがあります。筆者自身は、心理学の考え方や方法のごく一部を、必要に応じて研究に用いているだけなので、そのような反応に戸惑ってしまいます。かといって、詳しく心理学と私の研究領域についてお話しするような場でないことも多く、うやむやのままに別の話題に移っていきます。

　さてここでは、世間話ではありませんので、少し立ち止まって心理学について整理してみたいと思います。心理学は、大きく基礎と応用に分けて考えると、整理しやすいように思います。人の心とはどのようなもので、どのような働きをするのか、それはなぜかなどを考えるのが基礎心理学です。

　私たちは毎日の生活の中で、さまざまなものを見たり経験したりします。そうした時に、知識を得たり記憶したりして、後で思い出したり考えたりするかもしれません。そうした心の働きを解明しようとすることは認知心理学の領域

表31　心理学の分類

基礎心理学		応用心理学	
・認知心理学	・行動心理学	・臨床心理学	・スポーツ心理学
・発達心理学	・神経心理学	・犯罪心理学	・家族心理学
・学習心理学	・異常心理学	・産業心理学	・学校心理学
・社会心理学	・計量心理学	・教育心理学	・健康心理学
・人格心理学		・災害心理学	・環境心理学

で、基礎心理学に含まれます。他にも、年齢に伴って心の働きが変化していくことは、誰もが経験していることでしょう。そうした領域は発達心理学の研究対象で、これも基礎心理学に含まれます。経験によって行動が変化すること、つまり学習することで人の行動が変わっていくことを研究するのは学習心理学です。複数の人がいるとき、互いに影響を与え合ってさまざまな行動が生じます。こうした状況を研究対象にするのは社会心理学です。

　一方で、私たちは社会生活の中でさまざまな場面に遭遇します。そうしたさまざまな場面に対応して、そこでの人の行動を考えるのが応用心理学です。スポーツの場面での人の心と行動の関係を研究するのはスポーツ心理学ですし、学校教育での児童生徒の心と行動を研究するのは学校心理学や教育心理学です。職場や産業場面での心理と行動を対象とする産業心理学、災害状況での心理学的な研究は災害心理学という領域があります。

　一般社団法人日本心理学諸学会連合という、わが国における心理学研究関係団体の連合組織があります。そこには産業・組織心理学会、日本応用教育心理学会、日本学生相談学会、日本感情心理学会など 56 もの学会が加盟して活動しています（一般社団法人日本心理学諸学会連合ホームページ）。これを見ても、同じ心理学に関する学会といっても、基礎心理学、応用心理学のさまざまな領域で、多様な研究活動をしていることがわかります。

　さて、応用心理学の一つの領域として、臨床心理学があります。「臨床」は、文字通りに読めば病床に臨むということですから、病室での心理学つまり精神疾患の領域が源流になっていると考えることができます。ただ現在では、その意味は拡大して適用され、「臨床」とは人が生活し活動している場であると言えるくらいになっています。また、それに合わせて、いわゆる病気や病的な状態を超えて、日常生活や社会的な場面で支障をきたしている状態が対象になります。家庭や地域、学校、職場など、人が生活しているあらゆる場面での「困った状態」が臨床心理学の対象となるというわけです。

　「困った状態」をどう捉えるかについては、多面的な視点が必要になります。第 1 に、社会規範から外れているので困ったことになっている場合があります。非行や犯罪がその代表例です。法に触れる事態にまで至らなくても、社会通念上問題となることもあるかもしれません。そして、社会通念や社会常識

と言われるものは、まさに社会の変化に伴って変わりうるものだという視点を忘れてはならないと思います。

　第2には、社会規範つまり規則や決まりごとに反しているわけではないけれども、統計的に見て多くの人が取らないような行動も、困ったこととして扱われることがあります。ただこれも、社会の変化に伴って捉え方が変わります。社会の変化と共に捉え方が変わってきたものとして同性愛についての考え方があります。同性愛などを、かつては性行動異常として障害と扱っていました。しかし現在では、当事者らの運動などによって社会的認知が高まり、LGBT（あるいはLGBTQIA+）という概念に見られるように、統計的にみても全体の平均から逸脱している、極めて限られた人たちとは考えられないようになってきました。筆者自身も、人口の8〜10％の出現率からすれば、決して少数とは言えないと考えています。

　そのほか、例えば1980年発行の『DSM-III』（『精神疾患の分類と診断の手引き』American Psychiatric Association、1980）では、「自己の解剖学的性についての不快でぴったりしない感じ」「自己の有する性器から解放されて、異なる性に属する者として生きたいという願望」は、性同一性障害（Gender Identity Disorders）とされ、明確に性心理障害（Psychosexual Disorders）の一つとして位置付けられていました。その後、『DSM-IV』（American Psychiatric Association、1994）、『DSM-IV-TR』（American Psychiatric Association、2000）と改訂が進むにつれて記述が改められ、『DSM-V』（American Psychiatric Association、2013）では性別違和（Gender Dysphoria）と表現されています。違和（Dysphoria）は不快な気分ということですから、障害（Disorder）とは異なることになります。そして当然のことですが、そこでの記述内容も異なったものとなっています。「(1)その人が体験し、または表出するジェンダーと、第一次および／または第二次性徴（または若年青年においては予想される第二次性徴）との間の著しい不一致」「(2)その人が体験し、または表出するジェンダーとの不一致のために、第一次および／または第二次性徴から解放されたい（または若年青年においては、予想される第二次性徴の発現をくい止めたい）という強い欲求」という具合です。

　第3には、周りからは特に問題に見えなくても、本人が納得できずに困って

いることもあります。最近ではSNSの影響で身体イメージの歪みが問題にされることがあります。周りから見れば特に太っているわけでもなく、肥満度の判定に用いられる生活指数のBMI（Body mass Index；体重（kg）÷身長（m）÷身長（m））が異常値を示しているわけではないのに、本人は太りすぎだと信じている場合などです。そうした身体像の歪みを解消するために、摂食障害などの2次的障害を生じさせることもあります。

　いじめやさまざまなハラスメントの被害も、周りから気づかれにくいまま事態が進行して、危険な状態に至ることがあります。加害する側が深刻に受け止めないだけでなく、周囲の人たちも遊びの延長や悪ふざけ程度に考えて介入せず、被害を受けている本人だけが苦悶していることも少なくありません。いじめのストレスについては、第5章の「ドラえもん」の例で触れたように適切な対処を欠かすことができません。周囲の人やすべての人が、そうしたストレスについて深く理解することが必要なことはもちろんです。そして、当の本人も何がストレッサーになっていて、その結果としての今の苦しみがストレス反応だという理解ができること、さらにはその対処が的確に行われることが何より重要なことです。

② カウンセリングの意味と役割

　次に、臨床心理学の周辺領域について考えてみましょう。臨床心理学に隣接するさまざまな活動領域の関係性を、2次元空間に配置してみました（図28）。縦軸は、指示的と非指示的の軸です。上に行くほど指示的な傾向が強まります。横軸は、右へ行くほど教育的な色彩が強まり、左へ行くと医療的な傾向が強まるという軸です。

　筆者は、長年スクールカウンセラーとして中学校や高等学校で働いてきました。大学の教員が主たる仕事でしたので、週に1、2回程度の非常勤職でしたが、いくつかの学校で40年近くカウンセリングをしてきました。中学生や高校生だけでなく、その保護者の方、さらにはその学校の先生方などと、たくさんの相談面接を経験してきました。

　カウンセリングと一口で言っても、最近ではさまざまな職域で活動が行われ

図 28　臨床心理学の周辺

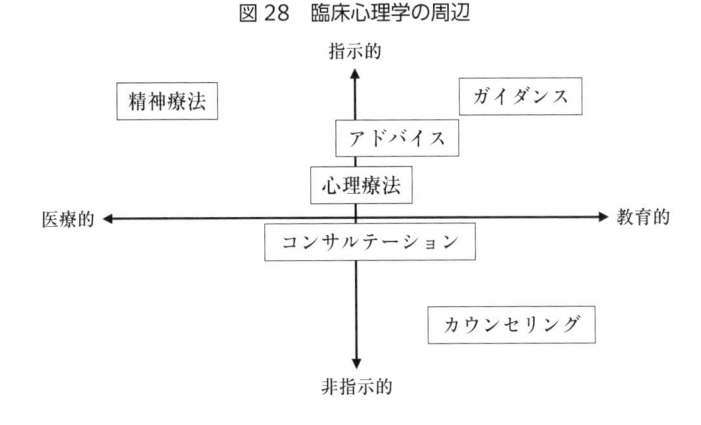

ています。教育の場でのカウンセリングだけでなく、病院や企業での活動もあ
りますし、美容や販売などでの顧客に対する相談なども、カウンセリングと称
して行われています。

　図 28 で示したカウンセリングは、そうした広い意味での相談活動とは区別
した、心理カウンセリングを想定しています。さらに心理カウンセリングと
言っても、さまざまな理論や方法がありますが、ここでは次項で述べるロ
ジャーズを源流とする、非指示的なカウンセリングを念頭に置いています。筆
者自身も、長年のスクールカウンセリングの実践において、非指示的な立場を
保って活動してきました。

　図 28 で、カウンセリングと対極にあるのが精神療法です。精神科医療の一
部として精神科医によって行われるものです。面接による口頭でのやり取りだ
けでなく、薬物を用いた治療も含まれるものです。これは、まさに医療活動で
すから、図 28 では左の方に位置付けられますし、医師によって治療方針が決
められ、患者はそれに従って快方を目指すという意味で指示的なので、左上の
領域に相当します。

　心理療法は、心理学者・心理臨床家が行うという意味で精神療法とは異なり
ますが、非指示的カウンセリングに比べれば指示的傾向が強いという位置で
す。コンサルテーションは、ある領域の専門家が他の領域の専門家に助言する
ことです。例えば、中学校の教諭は教育の専門家で、スクールカウンセラーは

心理臨床の専門家です。カウンセラーが教諭に助言する場合、それはコンサルテーションです。また中学生の保護者は家庭教育や子育ての専門家ですから、教諭が保護者の相談に乗って助言するのもコンサルテーションです。コンサルテーションの考え方の基本は、互いに対等な関係だということです。上下関係で指導したり指示したりするのではなく、異なった専門を持つ両者が対等な関係のもとで助言を行うという考え方が重要です。また日常生活で行われるアドバイスや、教育の場で一般的なガイダンスは、指示的で教育的な領域に位置付くのではないかと考えられます。

　ここで、筆者の経験したエピソードを一つお話ししたいと思います。スクールカウンセラーになりたての頃、筆者は大学の研究生として医学部の精神療法のゼミに参加していました。ゼミでは、精神科医の教授を筆頭に、助教授や講師といった先生方、大学院の博士課程や修士課程の院生など10名前後が参加する事例研究会が毎週行われていました。主に院生が輪番で、実習先での事例について資料を用意して発表します。それについて、自由に参加者が意見を言い、継続中の事例でしたら今後の方針を検討したり、終結した事例でしたら反省点などを議論したりします。

　数ヶ月に1度くらいの頻度で、発表の順番が回ってきます。筆者は、スクールカウンセリングの事例を発表しました。ある時、男子高校生の不登校の事例を報告しました。個人が特定できないように、匿名化された形で報告したのはもちろんです。

　基本的な日常生活が乱れていたり、部屋に閉じこもって家族とのコミュニケーションが欠けていたり、時として家庭内での暴力があったりと、さまざまな問題がある事例でした。主に保護者がカウンセリングにやってきていて、子どもへの対応方法について相談に乗ったり、時に筆者自身が家庭訪問をして子どもと面談をしたりすることもありました。そうしたカウンセリング活動が功を奏したのか、数か月して子どもの状態が安定してきて、暴力も収まり、リビングルームに出てきて家族と会話をしたり、入浴や歯磨きもできたりするようになったのです。

　その時点で、進行中の事例としてゼミで報告をしました。筆者としては、いよいよこれから登校へ向けてどういう関わりが必要なのか、さらには登校した

後の学校生活ではどういうことに注意するべきかなど、議論したい事項がたくさんあったのです。ところが、事例検討会では意外なことに、これまでの関わりについてさまざまな意見が出され活発な議論があったのですが、肝心のこれからのことについては、ほとんど何も意見が出ないのです。どうしたことかと、筆者は疑問をぶつけてみました。

結論的にわかったのは、日常の生活が送れるようになったのだから、もうこれ以上考えることはないという答えでした。食べて寝て、着替えをして入浴をして歯磨きもして、清潔で健康的な生活ができているので、これ以上何も考える問題はないということなのです。

筆者は驚きました。高校生ですから、学校に行くことが肝心で、登校した学校で友人と交流し授業を受けて、さらには勉学に努めて成績を向上させること、そこまでが視野に入るべきだというのがスクールカウンセラーとしての立場です。

ところが、それは学校の課題だというわけです。家庭で生活ができるようになるまでが医療の課題で、それらが達成できたのだから、この事例についてわれわれが議論する余地はないということなのでした。そこで気づいたのは、医療と学校の間にギャップがあるということです。医療的な視点からは問題が解決したけれども、学校教育の立場からは学校に来てからが勝負だということです。すると、家庭で過ごすことができるようになったら、誰が、どういった立場の人がその事例を事例として関わるのでしょうか。そこに、現在大きな問題となっている社会的引きこもりの問題があるのではないかと思いました。

このような場合、医療と教育の両方から、それぞれの専門家が現場に出かけて行って対応するアウトリーチも必要ですし、ギャップの部分に足場を置いて、両方を繋ぐ役割の専門家が必要とされているのかもしれません。その回答の一つが、スクール・ソーシャルワークという考え方で、その専門家がスクール・ソーシャルワーカー（School Social Worker; SSW）なのだと思います。

その後、私は研究員としてではなく大学院生として地域における子どもの問題に関わる人々や機関の、連携の実態を調査することになりました。たまたま当時私自身の居住地で土地勘もあった埼玉県の所沢市に存在する、小中学校、市役所、教育委員会、医療機関などに出かけて行って、子どもの不登校などの

問題が生じたときに、どのような連携がその地域で行われているかインタビュー調査をしたのでした。結果的には、各機関や組織がそれぞれの立場で子どもの問題に関わっていて、自分のところから手が離れると、その後の動向が掴みにくい状況が明らかになりました。中には連携がうまくいっている場合もありましたが、それは機関と機関、組織と組織といった連携ではなく、それぞれの場にいる担当者同士の個人的な付き合いがある場合に限られていました。結局のところ、組織と組織をつないで橋渡しをする人の存在が重要だという結論に至ったのでした（近藤・朝香、1987）。その一つの解答が、先に述べたスクール・ソーシャルワーカーだということになります。

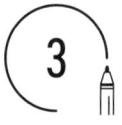

3 来談者中心的方法

カウンセリングの方法や理論は、無数にあると言っても過言ではありませんが、ここでは筆者自身が拠り所の一つにしている来談者中心療法についてみていきたいと思います。来談者中心療法の創始者であるカール・ロジャーズを日本に紹介したお一人として、佐治守夫先生（1924-1996）がおられました。そして、ただ単に紹介したにとどまらず、先生にとってもっと大きな意味を持っていたことが、『ロージァズ著作集』（ロージァズ、1966）に記された先生ご自身の文章から読み取れます。

「私個人のカウンセリングの歴史は、本書によって最初に刺激されて始まり、今でも本書とともにいるといってよい。（中略）いってみれば、この本文の1ページごとに、私の体験やにがい思い出、たのしい充実感などが、二重写しのようにやきついているといっても過言ではないのである」（佐治、1966）。

先生は、東京大学教育学部の教育心理学講座の教授でした。筆者は、同じ教育学部の健康教育学を専攻する大学院生でありながら、足繁く先生の主宰するゼミに出席していました。毎回、院生が発表する事例の検討や文献紹介などが行われていましたが、いつも先生は目尻を下げたにこやかな表情でうなずいて聞いておられました。とにかく穏やかに聞いておられて、要所で短い質問を出して発表者の発言を促す程度で、まさに来談者中心という雰囲気が体現されていたように思い出すことができます。

　筆者も何度かゼミで発表の機会がありました。一度は、土居健郎先生の『方法としての面接』（土居、1992）を2週にわたって発表しました。この時も、先生はにこやかに聞いておられましたが、後で院生仲間から、精神分析の土居先生の著書を紹介するとは大した度胸だと言われて驚いたのを思い出します。その院生の話では、両先生は専門領域における考え方の点で、互いに相容れないものがあったとのことでした。それでも筆者の発表を穏やかに受け入れてくださった、佐治先生の受容的態度は筋金入りだったのだと思いました。

　東京大学の心理教育相談室が発行している年報には、1957年から始まる同教室の歴史が克明に記されています。そこには、ロジャーズが大学の研究室で談笑している様子の写真が掲載されていて、直接最先端のカウンセリングの動向に接していたことが示されています（下山、2008）。佐治先生は1967年に着任され1984年に定年で退職されました。蛇足ながら、先生の定年退職の際の最終講義を筆者も受講し、講義後に教育学部の正面玄関前の階段で集合写真を撮ったのも懐かしい思い出です。

　さて来談者中心療法ですが、その名の通り来談者を中心に据えて、その気づきと成長に寄り添って進めていく面接の考え方です。この面接法については、非指示的方法（Nondirective Approach）といわれたり来談者中心療法（Client Centered Therapy）といわれたりすることがあります。いずれも同じ意味合いで使われているのですが、注意するべき点は非指示的という言葉の印象から、カウンセラーは一切指示してはならないと理解される可能性があることです。カウンセリングの技術的側面が強調されて理解される問題があるのです。この点について、佐治（1966）は次のような具体的な質問例を示して説明しています。

　「カウンセリングやサイコセラピーでは、指示を与えたり、説得したりしては、まったくいけないのですか？」

　「相手によっては説明や指示をしなければどうにもならない人もいるし、また、教師や保護観察官として、規則に違反した相手を強制的にひとつの方向に動かさざるを得ない場合がかならずあるのですが、いったいどう考えたらよいのでしょうか？」

　こうした思い込みや誤解を避ける意味もあって、来談者中心療法という表現

の方が適切だと考えられ、ロジャーズ自身も来談者中心療法と呼ぶようになったのではないかと推測されています（佐治、1966）。

　ロジャーズが実際にカウンセリングをしている様子を克明に捉えた映像が残っています。筆者が所有しているものは、VHS版のビデオテープで日本・精神技術研究所から発売された『グロリアと3人のセラピスト』の第1巻です。この面接の中でも、ロジャーズは確かに指示はしていませんし、その点についてクライエントのグロリアという女性も認めています。ただ、ひたすら聞くことに徹しているかというとそうでもなく、時にはグロリアの発言をさえぎって意見を述べたりしています。

　ロジャーズの考えるカウンセラーとしての資質を参照すると、来談者中心療法の基本的な考え方が浮かび上がってきます。ロジャーズは著書（ロージァズ、1966）の中で、カウンセラーにとって必要な資質を四つ挙げています。そうした資質の前提として、「人間関係に対して敏感な人」であることが必要だといいます。自分の発言や態度が相手にどう受け取られるかという理解や、相手の様子からその気持ちを推しはかれる力などが基本的な資質として大切だと言います。そしてこうした力は訓練によってある程度育めるけれども、やはり素質というものもあるのではないかと述べています。

　その上で、必要な資質の第1に「客観性」が挙げられています。「セラピストとして援助的であるためには、臨床家は、客観的態度を持つことが必要である」と述べて、あまりに冷静で突き放した態度ではなく、かといってあまりに同情的・感傷的でない「客観性」が重要だというのです。対人援助職の心構えとして、「冷めた頭と温かい心」ということが言われますが、そのバランスが客観性ということに通じるように思います。

　第2は、「個人に対する尊厳」です。子どものクライエントの例を示しながら、その子を作り変えてしまおうとか、自分の理想に当てはめようとするのではなく、子どものあるがままを受け入れ、その子に合わせて、その子自身が問題を解決していくことを援助することが大切だと述べています。

　第3は、「自己の理解」です。カウンセラーが、自分自身の癖や情動の傾向などを十分に自覚し理解していることが大切だと言います。そうでないと、クライエントの問題に客観的な態度でいられなくなるかもしれませんし、振り回

されていてもそのことに気づかないことがあるかもしれません。そして自己の理解は、カウンセラーとしての訓練の中でスーパービジョンを受けることなどで育成できるだろうとも述べています。

　そして最後に第4の資質として「心理学の知識」が挙げられています。この点が第1に挙げられるのが論理的だろうとも考えられますが、それは経験的に間違っているとロジャーズは述べています。十分な知識を持っていても、カウンセラーとして成功できるという保証はないというのです。むしろ本質的な要件は、第1から3までで述べた事柄であって、その上で第4の資質として心理学の知識が意味を持つのだというのです。

4　自分の心をどう理解するか〜自我理論

　前項で、カウンセラーにとって必要なものの4番目に挙げられていたのは心理学の知識でした。ここでは、心理学の知識として私が最重要と考えている、フロイトの自我理論を紹介したいと思います。フロイト（Sigmund Freud 1856-1939）は、オーストリア生まれのユダヤ人で精神分析学の創始者として知られています。精神医学者、精神科医として患者の治療にあたるうちに、さまざまな知見を得て多くの著作を残し、後世に多大な影響を与えています。

図29　フロイトの自我理論

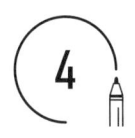

1. es（id）
（エス（イド）：本能の源泉）

2. superego
（スーパーエゴ：超自我）

3. ego
（エゴ：自我）

libido
（リビドー：本能）

その一つが、自我理論です。構造論的な考え方で、人の心を3層構造で考えています。心の中心に es（es エスあるいは id イド）があります。これは人が生きるエネルギーの源泉になるような欲求（libido リビドー）の塊で、生まれたばかりの子どもは es（id）がむき出しの状態です。泣きたい時に泣き、眠りたい時に眠り、空腹になれば充足を求めます。排尿排便も生理的欲求に従って、ある意味で自由奔放に生きています。

　その子の世話をする大人（親あるいは親に代わる養育者）は、初めの頃こそ赤ん坊の言う通りに従っていますが、やがて我慢を教えることが必要になってきます。強すぎる欲求や、時と場合に従って我慢をさせたりするようになります。トイレットトレーニングに代表される、大人によるしつけです。それは es（id）から周囲に向かって撒き散らされる欲求を、外から抑え込むように働きます。それが super-ego（スーパーエゴ；超自我）です。

　子どもは成長とともに、es（id）の欲求が常に超自我と衝突するのが苦痛になるに違いありません。どうすれば衝突を避けられるか、いつ、どのくらいの欲求ならば超自我から抑え込まれることがないかを学んでいきます。そして、es（id）と超自我の中間的な領域として、自我が形成されていきます。自我の範囲ならば、es（id）の欲求が満足できます。自我は超自我と折り合いをつけるために成立する、大人を内面化して出来上がる領域です。自我ができるとか、自我がしっかりしてきたなどと言われるのがこうした時期で、多くの場合に小学校入学の前後くらいの年齢に相当します。

　フロイトは、自我が es（id）と超自我との間に出来上がっていくことを、次のように表現しています（フロイト、1996）。「自我が、知覚システムの影響によって修正されるエスの一部であり、心的なものにおいて現実の外界を代表するにすぎないものであれば、事態は単純」と述べています。この記述に続いて、事態は単純ではないと矛盾したことを述べているのですが、自我が外界と es（id）の間に存在することは認めているように思います。

　フロイトは、1939年にイギリスのロンドンで没しました。1939年には、英独戦争が勃発しました。そして、1940年の日独伊三国同盟の結成、1941年の独ソ戦争、同年の日米戦争と、世界は悲惨な第二次世界大戦の時代に入っていくことになります。

その頃のドイツはヒトラーが政権を獲得し、ナチスが台頭していた時期です。ナチスによって、多くのユダヤ人が強制収容所に連れ去られ何百万もの人たちが殺されるという、悲惨で過酷な歴史が始まっていました。ユダヤ人であるフロイトは、国際精神分析学会を舞台にして活動していましたが、仲間のユダヤ人たちの多くはアメリカに渡りました。そんな中、フロイトはイギリスに亡命したのです。私には、フロイトの気持ちを想像して推しはかることしかできませんが、末期の癌に罹患していたフロイトにとって、心理的にも身体的にもアメリカはあまりに遠すぎたのではないでしょうか。だから、ドーバー海峡を隔てた、すぐ近くのイギリスを選んだのではないかと推測します。そして、没するまでの1年間をロンドンで自由に暮らしたと伝わっています（ベイカー、1975）。

表32　第二次世界大戦

1939 年　9 月	英独戦争
1940 年　9 月	日独伊三国同盟
1941 年　6 月	独ソ戦争
1941 年 12 月	日米戦争
1943 年　7 月	イタリア戦線
1943 年　9 月	伊降伏
1945 年　5 月	独降伏
1945 年　8 月 15 日	終戦

　ロンドンには、フロイトが暮らした家が残されています。今では、フロイト博物館として一般にも公開されています。そこにはフロイトが用いた精神分析療法のカウチ（寝椅子）が展示されています。カウチの枕元にはフロイトが座って、患者の自由連想による言葉を聞いていたことでしょう。

　さて、アメリカに渡ったユダヤ人の精神分析者たちの活動によって、フロイトに始まる精神分析療法は大きな影響を与えられました。ただ、その特徴である自由連想法は、患者の心に浮かぶ言葉やイメージを、文字通り自由に語り続け無意識の底に降りていくもので、とても時間がかかります。

　患者はカウチに横になります。精神分析家は、患者の視野に入らない枕元に座ります。患者は思いつくことを語り続け、無意識の底に降りていきます。時間をかけてその作業を繰り返すうちに、自分の人生の過去の体験の中

図30　フロイトの暮らした家

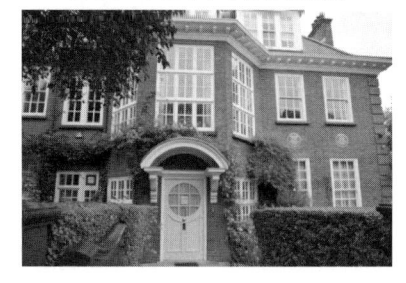

に重要な出来事を発見するかもしれません。言い換えれば、そうした重要な出来事を発見できるまで、自由連想はいつまでも続けられます。最終的に重要な出来事が確認できて、それを受け入れることができた時、さまざまな精神症状が快方に向かう道程につくことができるのです。

　アメリカでは、その建国の歴史から脈々と続く人々の思考の伝統として、プラグマティズムの影響がありました。実用主義とも称される考え方で、短期的で実用的なものが尊ばれます。そうした伝統的な思考方法に対して、精神分析療法は時間と手間がかかりすぎる点で、受け入れにくいものがあったのだと思います。そうした中で、フロイトの自我理論は、より実用的なものに改変されていきます。それがバーンによる交流分析（Transactional Analysis; TA）です（バーン，1994）。交流分析は、文字通り他者との交流における自我状態をどう捉えるかを基盤にした考え方であり、構造的な考え方をさらに動的なものとして捉えようという考え方です。

　フロイトの自我理論において、エス（イド）は本能的なエネルギーの源泉でした。外界に向けて、本能的な欲求を撒き散らすので、場合によっては養育者にとっては面倒なこともあるかもしれません。バーンは、この本能的なエネルギーには二つの要素があると考えました。確かに、ある意味で自己中心的に振る舞う本能もあります。生きるエネルギーに満ちている乳児ですから、当然とも言えるでしょう。ただ、それだけでは乳児は生きていけません。乳児は養育者の世話を受けて、ようやく生きるためのエネルギー、例えばミルクを得ることができるのです。そのために乳児は養育者から好意を持って受け入れられるように、本能的に振る舞います。

端的に言えば、乳児は養育者にとって魅力的な存在でなければなりません。まずその小ささは、大切な要素です。小さくきゃしゃで傷つきやすい身体が、養育者の保護欲求を刺激します。さらに笑顔と寝顔と声が、養育者を魅了します。こうして、本能的に乳児はこ

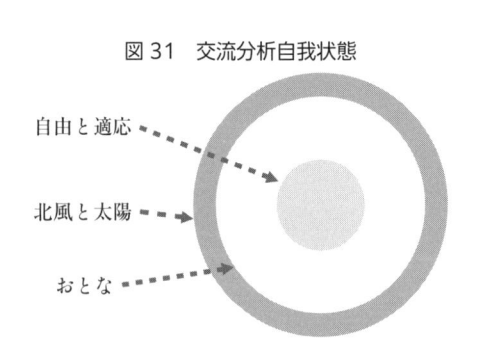

図31　交流分析自我状態

自由と適応

北風と太陽

おとな

の社会に適応しようとするのです。つまり、エス（イド）には「自由」と「適応」という二つの側面があると考えたのです。

　魅了されるとはいえ、養育者にも都合もあれば気分がすぐれない時もあるでしょう。子どもを自分の都合に合わせてしつけることが必要です。やってはいけないこと、我慢しなければならないことを教える必要があります。力づくで押さえ込んだり、時には叱ったりしていうことを聞かせようとします。それが功を奏することも、もちろん少なくないでしょう。しかし、いつも衝突して関係を悪くすることは得策ではありません。ある一定の範囲では子どもの主張を認め、やりたいことをやらせながら、許容範囲を超えたときに柔らかく制止する。例えて言えば、イソップ物語の北風と太陽のような組み合わせです。旅人のコートを力づくで脱がせることもできるかもしれません。一方で、温かい日差しと熱で包み込んで、みずから旅人がコートを脱いでしまうこともあるかもしれないのです。このように、超自我を二つの要素、「批判的」な親と「養育的」な親で構成するものと考えたのです。

　交流分析ではフロイトの自我については、自我はまさに自分そのものですから、交流分析でも一つの要素、つまり Adult（おとな）ということになります。こうして、交流分析では人の自我状態を五つの要素の組み合わせで考えるに至ったのです。

　これら五つの要素を比較して、どれが強く働いているかを得点化してわかりやすく示すものをエゴグラムと言います。図32と表34に示したものは、私

表33　自我状態の構造

- CP：critical parent　批判的な親
- NP：nurturing parent　養育的な親
- A：adult　おとな
- FC：free child　自由な子ども
- AC：adapted child　適応的な子ども

図32　エゴグラム結果グラフ

【記入方法】
- 各項目の合計点のところに、○印をつけてください。
- 5つの○印を線で結んで、折れ線グラフにしてください。

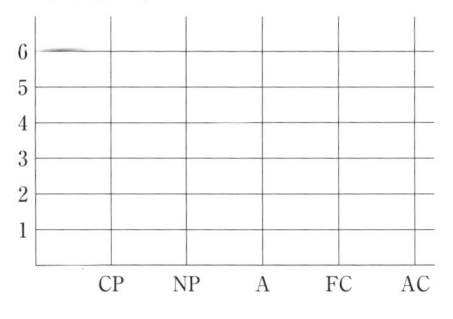

表34 エゴグラム

	項　　目	はい 2点	どちら でもない 1点	いいえ 0点	合計点
CP	無責任な行動は、駄目だと思います				点
	規則を守るのは、当然だと思います				
	約束を破っては、いけないと思います				
NP	温かく見守りたいと思います				点
	良い点は、ほめてあげたいと思います				
	困っているときは、助けてあげたいと思います				
A	なにが問題なのか考えます				点
	わからないことは、しっかり考えます				
	予定をきちんと立てます				
FC	楽しいことが好きです				点
	新しいことに、興味があります				
	色々やってみたいことがあります				
AC	人の気持ちを考えて、行動します				点
	嫌なことがあっても、だまっています				
	目立つことは、好きではありません				

が五つの要素の意味に基づいて、独自に作成したエゴグラムの質問と結果をグラフにする用紙です。

　こうした心理尺度を一般化して信頼度の高いものにするためには、さまざまな統計的な手順を積む必要があります。ここで示しているのは、エゴグラムの考え方を理解するための便宜的な簡略版ですので、信頼性や妥当性の検証はしていません。その点を考慮した上で、ほんの参考程度に考えてご覧ください。

　エゴグラムの結果を見るポイントは三つあります。その一つ目は、CPとNPの関係です。NPがCPより高い得点の場合には、他者に優しく受容的（太陽的）であると言えます。逆にCPがNPより高い得点ですと、他者に厳しく批判的な態度を取りやすいということがわかります。

　二つ目のポイントは、FCとACの関係です。ACがFCより高い場合は、他者に合わせて自分の意見を抑える傾向があると言えます。FCがACより高いとすれば、自分の好みで行動したり、他者を振り回したりする傾向がありそ

図 33　エゴグラムの典型的なパターン
逆 N 型

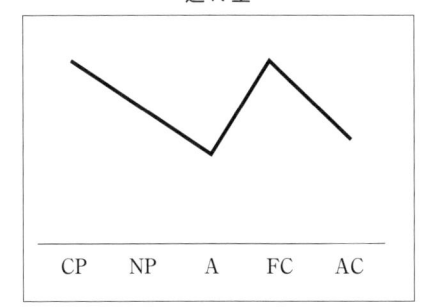

図 34　エゴグラムの典型的なパターン
N 型

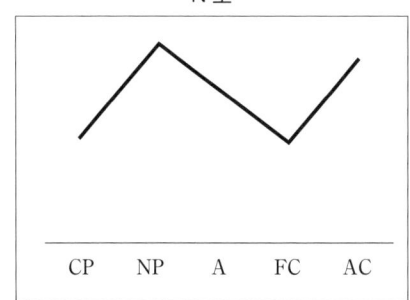

うです。

　三つ目のポイントは、A の高さです。A が他の項目より高い得点である場合には、物事を冷静にかつ客観的に見て判断できる大人だと言えるでしょう。その逆に、A が他の項目より低い得点の場合には、感情的に行動し、事実を冷静に見ることができない子どものような状態だと言えるでしょう。

　次に、典型的なパターンをいくつか見ていきましょう。一つは、逆 N 型です。CP が高いので他者に厳しく、FC が高いので自分勝手で、A が低いとすれば自分の感情に従って行動しますから、本人はストレス知らずですが周囲の人たちは苦労するかもしれません。

　二つ目は、N 型です。NP が高いので受容的で、AC が高いので周りに合わせて自分を押さえ、それに加えて A が高いと客観的に状況を見て行動する「とても良い人」かもしれません。周囲の人にとってはとても良い人ですが、本人はストレスを抱えやすいことになるかもしれません。

　三つ目は、M 型です。NP が高いので他者に対して受容的ですが、一方でFC も高いので自分の気持ちを出して行動します。この両者でバランスをとっています。これで A も高ければ、ストレスもたまらず周囲にとっても好ましいタイプです。

　最後は、W 型です。CP が高いので他者に対して厳しい面がありますが、AC が高いので自分の気持ちを抑えて周りに合わせようとする面もあり、そういう意味でバランスが取れています。A も高いので客観的に状況を判断でき

るタイプだと言えるでしょう。

　エゴグラムは交流分析の一部にしかすぎませんが、とてもわかりやすく短時間で実施できることから、現在でも多くの臨床の場で使われています。

5　健やかな生活に役立つ心理学の考え方とは

　日々の生活での人間関係は、カウンセリングではありませんから、時間や場所などについて明確な枠を設定することはできません。日常生活を送っている私たちはカウンセラーでも治療者でもありませんから、診断をしたり治療をしたりすることもできませんし、するべきでもありません。カウンセリングや臨床心理学の理論や方法を、そのまま適用するのではなく、そこから考え方の本質的な部分を抜き出して活用することが大切なのだと思います。では、その本質的な部分とは、どういうものでしょうか。そのことを、この項では考えていきたいと思います。

　大前提として押さえておかなくてはならないのは、心理学の理論はあくまでも仮説であるということです。仮説、つまり仮の説明です。人の心について、ある考え方で説明してみると腑に落ちると感じる人がいれば、それは一つの仮説として成立することになります。

　例えば、自尊感情を基本的自尊感情と社会的自尊感情の組み合わせで考えるという、私の提唱する理論について、これまで数百回の講演や研修会でお話をしてきました。本にも書きましたし論文も書きました。そうした過程で、多くの方々から賛同の声を頂きました。心の中をのぞいて、実際に基本的自尊感情を発見したわけでも社会的自尊感情を確認したわけでもありません。でも、その考え方に基づいて子どもとの関わり方を考えると、腑に落ちるという人が少なからずいるのです。今の時点では、仮説としてかなり有効な理論だと、私は考えています。いずれ、この理論を改良したりアップグレードしたり、あるいは全く別の考え方で新たな理論が開発されて、私の理論は過去のものとして葬り去られる時が来るかもしれません。あるいは、フロイトの自我理論が100年あまり経っても生き続けているように、私の理論も生き続けるかもしれないのです。

　さて、カウンセリングを日常にどう活用するかということですが、カウンセリングでは、カウンセラーとクライエントの2者関係で事態が進んでいきます。でもあくまでも二人は互いに尊重し合う関係であって、一方的な治療関係ではないということです。相談を受ける人、相談を持ちかける人という役割はありますが、あくまでも対等で双方向的な関係だということです。それと同じことは、日常生活での人と人の関わりにも言えることではないでしょうか。親と子ども、先生と児童生徒など役割はあったとしても、人として対等であるはずです。どちらかがどちらかを支配するのではなく、互いに尊重し合う関係です。言い換えれば、一方的な関係ではなく双方向的な関係性が基盤となって、その関係性が時間の流れとともに変遷していくのだと思います。

　そしてもう一つ、カウンセリングにおいて大切な考え方は、人は自ら成長していくものだという前提です。カウンセラーが指導したり導いたり、ましてや尻を叩いて追い立てるものではありません。カウンセラーは、クライエントの側に寄り添って、一緒に感じ、一緒に考え、一緒に歩き、成長していくのです。子どもと関わる立場の大人は、どうあるべきでしょうか。子どもは自ら成長する力を持っています。でも時として、踏み込んではいけない領域に、そうと気づかずに足を踏み入れてしまうかもしれません。しかし一緒に歩いている大人が、危険な領域を知っていれば、そちらへ向かうことはないでしょう。そうであれば一緒にいる子どもは、ごく自然に大人が歩いていく安全な道をともに歩いていけるのです。

〔文献〕

American Psychiatric Association（1980）. *Diagnostic and statistical manual of mental disorders:DSM-III*. American Psychiatric Publishing.

American Psychiatric Association（1994）. *Diagnostic and statistical manual of mental disorders.DSM-IV*. American Psychiatric Publishing.

American Psychiatric Association（2000）. *Diagnostic and statistical manual of mental disorders,text revision: DSM-IV-TR*. American Psychiatric Publishing.

American Psychiatric Association（2013）. *Diagnostic and statistical manual of mental disorders: DSM-V*. American Psychiatric Publishing.

ベイカー，R.（宮城音弥訳）（1975）. フロイト—その思想と生涯. 講談社

バーン，E.（南博訳）（1994）. 人生ゲーム入門—人間関係の心理学　新装版. 河出書

　　房新社

土居健郎（1992）．新訂　方法としての面接─臨床家のために．医学書院

フロイト，S.（竹田青嗣編，中山元訳）（1996）．自我論集．筑摩書房

一般社団法人日本心理学諸学会連合ホームページ　加盟学会一覧．https://jupa.jp/
　　category2/jimukyoku.html（2024 年 4 月 3 日参照）

近藤卓・朝香昭雄（1987）．学校精神衛生と地域精神衛生の連携．学校保健研究，29
　　（1），15-19

ロージァズ，C. R（佐治守夫編，友田不二夫訳）（1966）．ロージァズ全集 2　カウン
　　セリング．岩崎学術出版社

佐治守夫（1966）．編者あとがき　ロージァズ，C. R.（佐治守夫編，友田不二夫訳）
　　ロージァズ全集 2　カウンセリング．岩崎学術出版社

下山晴彦（2008）．これまでの 50 年　これからの 50 年─心理教育相談室 50 年の歴
　　史を振り返って．東京大学大学院教育学研究科附属心理教育相談室．心理教育
　　相談室年報　心理教育相談室の 50 年 2007 年度別巻．https://www.p.u-tokyo.ac.
　　jp/soudan/070nenpo/pdfs/2008_history.pdf（2024 年 9 月 4 日）

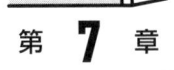

第 **7** 章

健やかな生活を送るために
大切なこと

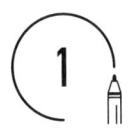

1 健やかな生活に必要な科学的視点

　健やかな生活を送るために大切なことは、科学的視点を持って判断できる能力です。それは現代社会を生きる私たちにとって、当然すぎるほど当然なことです。なぜならば、現代社会のあらゆる場面を支えているものが、科学に基づく技術だからです。

　エジソンの蒸気機関の発明で飛躍的に拡大した、科学技術が現代社会の根幹を支えてきたのは間違いのないことであると考えられます。衣食住の隅々まで、科学技術とそれに依拠した大量生産による生産物が行き渡っています。これ以上具体的に述べる必要はないほど、このことは自明なことです。

　ただ、今述べてきたことの根幹の部分、つまり科学的とはどのようなことでしょうか。科学技術に頼って生きていますが、科学技術の科学とは何でしょうか。ここでは、改めて科学とはどのようなことかを、少しだけ考えてみたいと思います。

　科学は、一般に自然科学（Natural sciences）、社会科学（Social sciences）、人文科学（Human sciences）などという具合に、対象とする事物や事柄によって分類されます。今ここで主に議論しようとしているのは、自然科学です。学校の主要教科として「算数、国語、理科、社会」と呪文のように聞かされてきたという人も多いと思います。この主要教科でいえば、算数と理科が自然科学の中心的内容です。高等学校では、数学、物理、化学、生物、地学などと専門分化し、より高度な内容になります。社会科学には経済学、経営学、法学、心理学、社会学などが含まれ、人の生活や活動に関する事柄が対象となっていま

す。人文科学には歴史学、文学、哲学、倫理学などが分類されます。

　一般に科学というからには、まず対象や領域が限定されている必要があります。これは先の分類で述べたとおりです。次には、その科学独自の理論や方法が確立されている必要があります。それらをもとにして、ある一定の体系化された知識が存在した時、それは科学と呼ばれることになります。

　さて、これら自然科学ですが、これが科学と呼ばれる理由は、三つあります。一つは、再現性です。同じ条件であれば、いつでも同じ結果が得られる、それが再現性です。手元にあるスマートフォンを例に挙げてみましょう。物差しで大きさを測ってみると、縦が130mm、横が63mmで厚さが7mmでした。昨日測っても、今日でも、明日でも同じ寸法のはずです。これはスマートフォン自体の大きさが変化しないということもありますが、もう一つは測定器具が安定していつも同じ値を示すことも大事な点です。これは、次の信頼性に関係しています。

　二つ目が、その信頼性です。先ほどのスマートフォンですが、昨日も測ってみましたが、同じ130×63×7mmでした。当たり前と言えば当たり前のような話ですが、測定した数値が日によって変わらないということは、とても重要なことです。それが測定器具の信頼性です。しかも、誰が測定しても同じ値になる、ということも重要です。大きさを例に挙げましたが、重さでも同様なことが言えます。台所にあるはかりで測ってみると140gです。昨日も今日も同じ値でした。

　三つ目は妥当性です。今私は当然のように大きさはmmで、重さはgという単位であらわしました。大きさを表す単位は日本ではメートル法を用いるのが一般的です。ミリ・メートル、センチ・メートルなどの単位で大きさや長さを表現します。そうすることで、誰もが混乱することなく、そこに示されている数字から、具体的な大きさを知ることができます。これらの数字が大きさを示す妥当性を持っているということです。

　また、もう一つ科学として重要な視点があります。それは相関関係と因果関係についての理解です。相関関係は、二つの事柄が互いに関係していることを言います。因果関係は、単に関係しているだけでなく、どちらかが原因で他方が結果となるような関係です。例えば、「勉強するから成績が良い」という考

え方があります。とても当たり前のように感じられるかもしれません。勉強した結果として良い成績が得られる、勉強することが原因で、良い成績は結果です。因果関係が成立していると考えられます。でも本当にそうでしょうか。

「勉強をするから成績が良い」のかもしれませんが、実は「成績が良いから勉強をする」のかもしれないのです。勉強をすることとは別の理由で、なぜか良い成績が取れているのかもしれないのです。記憶力と理解力が平均以上に高く、教室で授業を受けているだけでほとんど理解し覚えてしまうのかもしれません。そのことで特に勉強をしなくても成績が良いのです。良い成績が取れているので楽しくて、その結果勉強をしているのかもしれないのです。

つまり、「勉強をすること」と「成績が良いこと」という二つの事柄の間に、相関関係が成り立っていることは確かかもしれませんが、「勉強をすること」が原因なのか「成績が良いこと」が原因なのか、それを明らかにするためには因果関係を確認する必要があるのです。ところが、因果関係を証明することは、なかなか難しいことなのです。それについては、あとで具体的な例で考えることにします。

少し横道にそれますが、勉強ができるということで興味深い研究があります。それは、16歳の頃に家にあった本の冊数と、成人してからの知的能力との因果関係を調べた研究です（Sikora et al.、2019）。世界の31か国の成人約16万人を対象にしています。国によって違いがありますが、平均すると115冊の本があったそうです。日本の家庭は102冊だったとのことで、残念ながら世界の平均より低い数です。

それはともかく、この研究の目的は、ただ単に家庭の本の冊数を調べることではありませんでした。それは、対象となった人たちが大人になってからの知的能力を調べて、16歳の時の本の冊数との関係を分析することでした。興味深いことに、16歳時点の本の冊数と、大人になってからの知的能力には関係があったのです。

結論的に言うと、200冊以上の本（教科書や雑誌以外の本）が家にあった人は、大人になってからの知的能力が高い傾向があったのです。文章を読んだり書いたりする力、計算する力、IT などの処理する力などの能力が高いのです。しかも、200冊を超えると、あとはいくら多くの本があっても知的能力に有意

な差はないのです。

　例えば、日本の家庭用の書棚としては、幅が90センチくらいで棚が5段あるようなものが一般的だと思います。この書棚に本がびっしりと並んでいると、だいたい200冊くらいにはなります。16歳の時点で、家にある書棚にいっぱいの本が並んでいれば、大人になってからの知的能力が比較的高いということでしょう。でも実際のところ、残念ながら日本の多くの家庭では、世界の平均より低く、100冊くらいなのです。

　家庭で200冊が揃わないのが今の日本の社会の現実ならば、学校や地域の図書館に出かけて、本がたくさんある空間で時間を過ごすことも、無駄ではないように思います。ひとりで図書館に行って、たくさんの本に囲まれることも悪くありませんが、その時に横に誰かがいたら、もっと素敵な時間になると思います。アニメ映画の『耳をすませば』のような、胸がときめくような体験ができるかもしれません。そうすれば共有体験になりますね。

　またもう一つ付け加えると、「家庭に200冊の本がある」ということ、つまり物理的に実際の物体としての本が身近にあるということが、重要なのだと思います。現代の多くの家庭では、リビングルームという家族の共有の場所があるのではないでしょうか。その場所に、1本の書棚があって、200冊の本が並んでいるとしましょう。特に興味を持ち手に取ってページをめくる本もあるかもしれませんが、ただ並んでいる背表紙を眺めているだけの本もあることでしょう。今は誰の手にも取られることがなく、埃が降り積もっている本もあるかもしれません。でも、紛れもない実体としての本がそこにあるということは、とても大切なことなのだと思うのです。

　付け加えれば、図書館でも家庭でもない場所で本のある場所は、書店です。昨今の社会・経済情勢の変化から、日本中で書店が減り続けているという報道に接することが増えました。それでも見ず知らずの人たちが行き交う書店で、書棚に並んだ背表紙や平積みになった表紙の絵、あるいは書名に何かを感じてふと立ち止まる体験こそ、読書の始まりなのだと思うのです。

　相関関係について話を戻しますが、もう一つ付け加えておきたいことがあります。それは、正の相関と負の相関や、そのほかにも相関の在り方がさまざまあることです。図35に示したXとYの関係で、(a)は正の相関関係です。X

図35　相関関係の種類

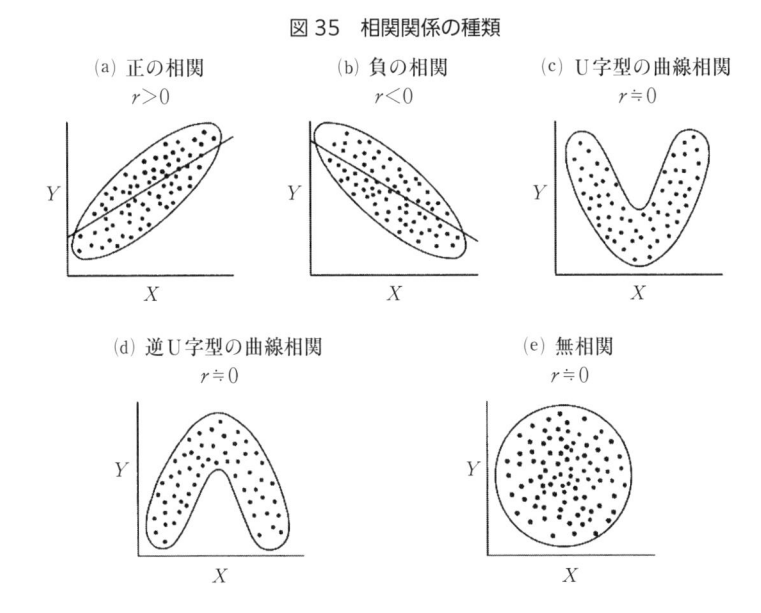

が増えると Y も増えます。(b)は負の相関です。X が増えると Y が減少してい
ます。(c)のような U 字型の相関や、(d)のような逆 U 字型の相関関係もありま
す。(e)は X と Y に相関関係がないということを示しています。

　U 字型の相関で私が思い出すのは、ルース・ベネディクトというアメリカの
社会学者が日本社会を分析した説明です。「日本の生活曲線は、アメリカの生
活曲線のちょうど逆になっている。それは大きな底の浅い U 字曲線であって、
赤ん坊と老人とに最大の自由と我儘とが許されている」(ベネディクト、
1972)。さらに続けて、次のように述べています。「幼児期を過ぎるとともに
徐々に拘束が増してゆき、ちょうど結婚前後の時期に、自分のしたい放題をな
しうる自由は最低線に達する。この最低線は壮年期を通じて何十年もの間継続
するが、曲線はその後再び次第に上昇してゆき、六十歳を過ぎると、人は幼児
とほとんど同じように、恥や外聞に煩わされないようになる。アメリカではわ
れわれはこの曲線を、あべこべにしている」。

　図の(c)でいえば、X が年齢で、Y が自由度を表すことになるでしょう。幼い
子どもは自由度が高く、成人すると社会生活に縛られて不自由な生活を強いら

103

れ、高齢者になるとまた自由な生活ができるようになるというのです。アメリカでは、それが逆で相関関係は図(d)のように逆 U 字型だと言います。成人して社会生活をするようになると、自分の考えと判断で自由に生活ができるようになるけれども、幼児期は社会の規範を身につけるために自由度は低く、高齢者はさまざまな制限がかかって不自由になるというのです。

　科学とは何かについて、少しばかり面倒なことを述べてきました。健やかな生活を送るために科学的視点が重要だと考えると、そもそも科学とは何かが問題になると考えたからです。私たちの周りには、健やかな生活に役立つといううたい文句で売られている商品が山のようにあります。筋力や身体能力を高めるための器具もあります。骨や筋肉を増強するとする食品もあります。限られた条件や限られた人かもしれませんが、その効果を示す具体的な証拠もグラフや表や写真などで示されたりしています。

　ただそれらの証拠（エビデンス；evidence）とされているものは、科学的に見て意味のあるものなのでしょうか。再現性はどうでしょうか。ある時、ある人に対しては効果があったとしても、別の時、別の人にも効果があるのでしょうか。そこに示された数字は信頼性と妥当性の点で信頼できるものなのでしょうか。それらを全て信頼できないとは言い切れませんし、逆にどれもが信頼に足るともいえません。そのことを明らかにするためには、膨大な時間と労力を使って確認の作業をする必要がありますが、通常は難しいことだと思います。たまたま、健康をうたう健康補助食品（サプリメント；supplement）などが原因と思われる健康被害が出た際などに限って、そうした手間暇をかけた検証が当局によって行われるというのが現実です。

　結局のところ、科学的視点を持つことが大事であるとしても、判断の根拠となる証拠そのものが科学的に意味のあるものでなければ何の役にも立ちません。インターネットをはじめ玉石混交の情報が溢れる中で、自分にとって意味と価値のあるものにたどり着くために必要なのは、最終的には自分自身の直感なのではないかと私は考えています。生きものとしての、動物的感覚と言っても良いかもしれません。科学的視点を持ちつつ、直感を働かせてモノと対峙する。この二つの視点・判断基準のバランスが大切なのだと思います。

　直感に基づく最終的な判断基準を、私は二つ持っています。一つは、まさに

直感的に形や色や肌触りや柔らかさ固さ冷たさなどが、私の五感に気持ち良く心地良く響いてくるモノであるかという基準です。身体性による判断と言えるかもしれません。身近な生活の中にあって、いつも見たり触ったりするモノたちです。気持ちの良いもの、心地良く感じるもの、快適なものが、まさに健やかに過ごせる環境を作り出すモノたちなのです。

もう一つは、便利さの基準です。同じ用途であれば、より不便な器具を選ぶことで、モノとの関係が濃くなるように思うのです。気に入ったモノですから、できるだけ深く関わりたいと思います。見て楽しみたいし、触って心地良くなりたいと思うのです。

具体的な例として、毎日の煮炊きのことを考えてみましょう。ミルクを温めたり、冷凍食品や冷めた調理品を温めたりするために電子レンジを使うことが、かなり一般化しているようです。でも、小さな鍋に入れてコンロにかければ、数分でミルクを温めることができます。数十秒というわけにはいきませんが、何時間もかかるわけではありません。鍋を洗う手間もかかりますが、私は鍋派です。なぜかといえば、電子レンジは便利だからです。あまりに便利すぎます（とはいえ、私は使ったことがないので、あくまでも想像ですが）。より面倒な鍋を選ぶことが、健やかな生活につながると私は考えています。逆にいえば、便利なものは健康を害する可能性があるということになりますが、そのことはそれこそ科学的なエビデンスを示すことができません。あくまでも推測です。

こうして、お気に入りのモノたちと濃い関係を持って暮らすことが、健やかな生活ということなのではないでしょうか。

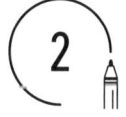 2　健康を維持し促進するには何が大事か

健康を維持し促進するためには、何が大切なのでしょうか。そのことを、今一度考えてみたいと思います。健康の基本は、「入れること」「処理すること」「出すこと」という三つの段階が順調であることだと第1章で述べました。また、体の健康だけでなく精神的な健康、社会的な健康という三つの側面からの視点も必要だと述べました。基本原則はこれらに尽きるのですが、ここでは少

し具体的な生活に即して、改めて考えることにします。

　適度な運動が健康に良いということは、当たり前のように思われるかもしれません。つまり、運動と健康には因果関係があるということです。快食・快眠・快便という標語が健康の維持増進の基本だと言われることもあります。食べ過ぎず飲み過ぎず、気持ちよく眠り、順調な排泄ができることが健康の基本だというわけです。

　運動と健康、快食と健康、快眠と健康、快便と健康、これらの関係を因果関係、つまり前者が原因で後者が結果であると言い切れるのでしょうか。逆に、健康だから運動ができるのかもしれませんし、健康だから快適に食べられ、眠れ、排泄ができるのかもしれないのではないでしょうか。相関関係はあるかもしれませんが、どちらが原因でどちらが結果なのか、つまり因果関係を証明することはそれほど簡単なことではありません。

　『生活習慣と健康』という書名で出版されている、生活習慣と健康の因果関係を明らかにした、歴史的な研究があります（Berkman & Breslow、1989）。この研究では、7つの生活習慣「1. 喫煙をしない　2. 飲酒を適度にするか、まったくしない　3. 定期的にかなり激しい運動をする　4. 適正体重を守る　5. 7～8時間の睡眠をとる　6. 毎日朝食を摂る　7. 不必要な間食をしない」が健康にどのような影響を与えるかを調べています。その研究方法は、次のようなものでした。カリフォルニア州、アラメダ郡に居住する約7,000名の成人男女を対象として、郵送法による追跡調査（縦断研究）を、1965年および1974年に実施しました。

　その結果、1965年の時点で良い生活習慣の人は悪い生活習慣の人に比べて、10年後の1974年の時点での死亡率が低かったのです。図36と37に示したものは、運動習慣と喫煙習慣の二つですが、他の5項目についても同じような結果になったのです。

　このことから、原因としての生活習慣と結果としての健康状態（この場合は死亡率）、という因果関係が成り立っていることが言えるわけです。この研究では、7つの生活習慣のうち、特に運動、喫煙、飲酒、体重、睡眠の5項目の影響が大きいことがわかりました。しっかりと運動をすること、喫煙しないこと、飲酒は適度な量に控えること、適正体重を保つこと、7～8時間の睡眠を

図 36　年齢，性別の余暇の運動量と死亡率（1965～1974）（Berkman & Breslow、1989）

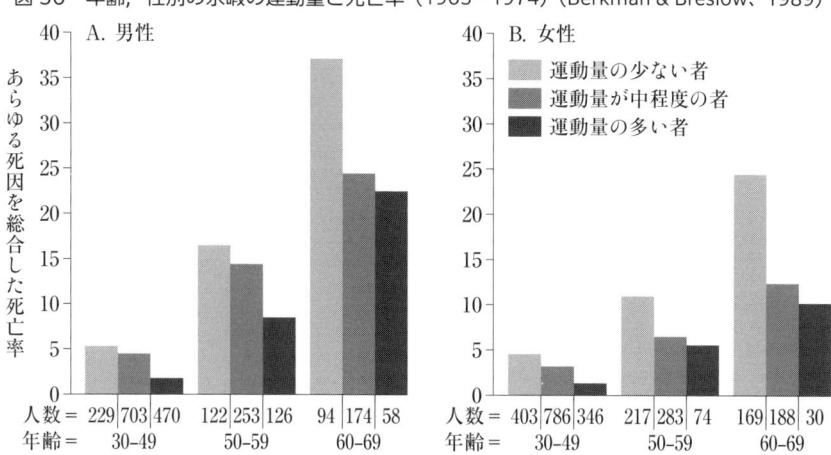

図 37　年齢，性別の喫煙と死亡率（1965～1974）（Berkman & Breslow、1989）

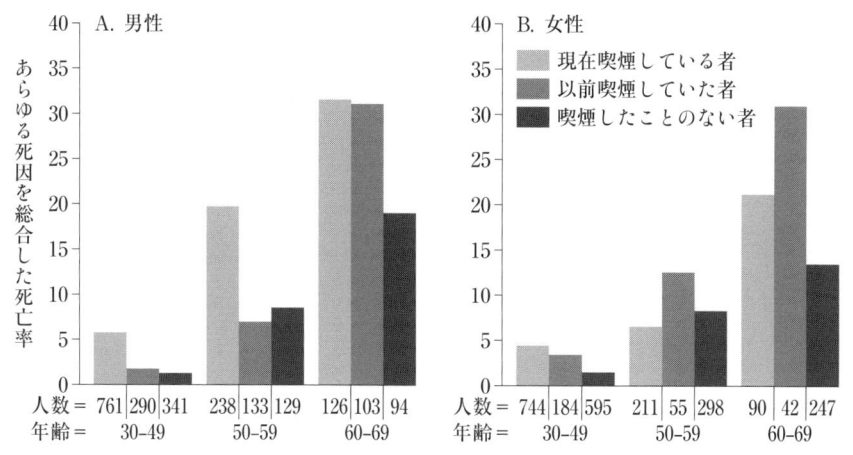

とることが、健康にとって重要だということが証明されたのです。

　この研究では、7つの生活習慣のほかに、社会的ネットワークの状況につい
ても調べていました。具体的には、婚姻状態、親しい友人や親族との付き合
い、宗教活動、その他の社会組織活動への参加状態などが、10年後の死亡率
と関連していることがわかったのです。それらの社会的ネットワークの強い人

の方が、死亡率が低かったのです。

　なぜ社会的ネットワークの強弱が、死亡率に影響するのでしょうか。この研究では、いくつかの視点からそれを考察しています。その一つは、実体的支援です。つまり「金や物を借りる、病気になったとき援助を受ける、職を探す」などが社会的ネットワークを持っている人の方が、支援を受けやすいということです。もう一つは、情緒的支援です。親密な関係の中で愛されていることを実感できたり、支え合うことで自身の存在の意義を確認したりできることが、生きる意欲や力になるのだと考えられるのです。

　この研究結果に関連して、社会生活のあり方が寿命に関係しているとする、興味深い研究があります。この研究では、アメリカの大リーグの野球選手を対象として、ニックネームの有無で寿命を調べています。すでに過去の人となった大リーガーの名鑑を調べて、現役時代にニックネームのあった人と、そうでない人の寿命を比較したのです。具体的には、1950年以前にデビューした大リーガーでニックネームがあった人2,666名と、なかった人4,329名の寿命を調べたのです。すると、ニックネームのあった人が68.6歳（SD±15.1）で、なかった人は66.1歳（±16.1）という結果で、ニックネームのあった方が統計的に有意に長寿命だったというのです。現役選手として活動していた頃にニックネームのあった選手の方がニックネームのなかった選手より、平均して2.5年寿命が長かったのです。この研究では、ニックネームがあった選手はよりファンから親しまれ愛されていることで自尊感情があがり、それが健康状態ひいては寿命を伸ばすことにつながったのだろうと考察しています（Abel, et al.、2006）。

　以上に述べてきたように、適度な運動をして、よく眠り食べて適正な体重を守り、タバコは吸わず適量の酒を飲み、周囲の人たちと交流する生活が、人の健康を維持し促進する大切なことなのだと言えるでしょう。

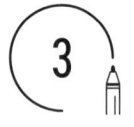

3　健康教育の考え方と方法

　健康教育の究極の目標は、QOL（生活の質）の向上です。QOLを高く維持すること、つまり健やかで幸せなその人らしい生活を続けられることが、大切

なことです。健康を維持し増進することをヘルスプロモーション（Health Promotion）と言い、「健康的な行動や生活状態がとれるように教育的かつ環境的なサポートを組み合わせること」と定義されています（WHO、1997）。

　健康教育で、教育という言葉が示す、教える、伝える、導くという傾向が強くみられたのは、他の領域と同様でした。健康教育プログラムの一つでよく知られたものに、禁煙教育があります。かつては小学校や中学校、高等学校などで広く行われた

表 35　KAP モデル

> K：Knowledge（知識）
> A：Attitudes（態度）
> P：Practice（実行、習慣）
> 　& Behavior（行動）

表 36　ライフスキル Life Skills（WHO、1997）

> Life skills are abilities for adaptive and positive behavior, that enable us to deal effectively with the demands and challenges of everyday life.
>
> ライフスキルとは、日常生活で生じるさまざまな問題や要求に対して、建設的かつ効果的に対処するために必要な能力である。

ものです。喫煙者の汚れた肺と非喫煙者のきれいな肺の写真を見せて、喫煙が及ぼす健康への影響を示すものでした。

　これは KAP モデルと呼ばれるもので、知識（K；Knowledge）を持つことで態度（A；Attitudes）が変わり、その結果行動変容が起こる（P；Practice & Behavior）という考え方です。極端な言い方をすれば、正しい知識を持つことができれば、人はその知識に沿った態度を取り、適切な生き方を行うようになるという一元的な考え方です。しかし、社会的な環境や本人の趣味嗜好、心のありようなど、さまざまな要因が働く中で人は生きています。正しい知識さえあれば、正しい行動が取れるというほど楽観的な見方では、事態が好転しないことは明らかです。

　そこで、より多面的な方法を考える必要があると考えられるようになりました。その一つがライフスキル教育（Life Skills Education）です（WHO、1997）。それによれば、人の行動を変容させることを考えるならば、次の 10 の視点が必要だといいます。

①意志決定（Decision making）スキル

　物事を決めて行動する力で、主体的な意思決定ができることで、より健やか

な生活に繋げていくことができる。

②問題解決（Problem solving）スキル

　日常生活で直面するさまざまな問題を、建設的に処理する力で、ストレスや緊張をそのままにせずに、前向きに生きていくことができる。

③創造的思考（Creative thinking）スキル

　自分自身がそれまでに経験していないことについても、創造的に考えることができる力で、日々の生活を送る中でさまざまな状況に柔軟に対応することができる。

④批判的思考（Critical thinking）スキル

　さまざまな情報や経験したことについて、客観的な視点から分析することができる力で、身近な周囲からの影響やマスメディアの影響などを認識して判断できる。

⑤効果的コミュニケーション（Effective communication）スキル

　耳を傾けるだけでなく自分の気持ちをしっかりと伝えられる力で、意味のあるコミュニケーションを展開することができる。

⑥対人関係（Interpersonal relationship）スキル

　身近な友人や家族などとしっかりとした関係を築き維持することができる力で、心理的にも社会的にも健やかな生活を送ることができる。

⑦自己意識（Self-awareness）スキル

　自分自身の内面についてより深く理解し知ることができる力で、そのことで共感性を基礎にしたコミュニケーションや人間関係の構築に役立てることができる。

⑧共感性（Empathy）スキル

　友人や家族など日常的にコミュニケーションを取る身近な人の気持ちを理解し受け入れることができる力で、世代や性別や文化、民族などを超えて良い関係を持つことができる。

⑨情動への対処（Coping with emotions）スキル

　激しい怒りや悲しみなどの心が強く揺り動かされるような時にでも自分を制御できる力で、自分自身の心だけでなく対人関係においても良い状態を保つことができる。

⑩ストレスへの対処（Coping with stress）スキル

　ストレッサーとストレスの意味を理解し実際に認識することができる力で、そのことを通してストレスに対処し健やかな生活を維持することができる。

　これらのライフスキルが、知識と行動を橋渡しする役割を果たして、より効果的な健康教育が期待できるということなのです。図38のような流れで、説明することができます。

　まずは「知識の獲得」が求められます。これは教室での授業や、講義、読書などさまざまな形が考えられます。そして最終目標は、右端の「健康問題の予防」です。この両端を結ぶものとして幾つかの段階を踏まなければなりません。

　「健康問題の予防」のためには「好ましい健康行動」がとれなくてはなりません。そうした行動が取れるようになるための前提として、日常生活における「態度や価値観」そして目標とする「問題に固有の行動の強化・変容」が求められます。そして肝心なのは「知識の獲得」と「行動の強化・変容」を結びつけることです。先のKAPモデルでは、知識が獲得されれば態度の変容が起こって、行動の変容に至ると説明されていました。

　しかし、態度の変容と行動の変容は、同次元の問題だというのがライフスキル教育の考え方です。知識と行動変容を結びつけるのはライフスキルの獲得である、という考え方です。そして最終的に課題となるのは、ライフスキルをどのようにして獲得するかという方法の問題ということになります。図38では、「教室での練習」と一言で済まされていますが、ロールプレイやさまざまなワークショップなど、主体的で能動的な活動を通して身につけるということになるでしょう。

図 38　ヘルスプロモーションにおけるライフスキルの役割（WHO、1997）

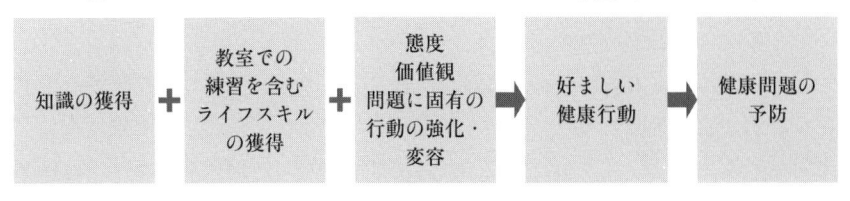

4 健やかな生活を目指すために

　この本ではここまで、自分自身の考え方や行動の仕方、相手がいる場合の関係性の持ち方、そして複数の人たちとの関わりなど、さまざまな場面を考えて健やかな生活を送るためにどうすれば良いのかを考えてきました。

　最後に、もう少し視野を広げて、社会全体あるいは地球規模での暮らし方を考えてみたいと思います。昨今、環境汚染の影響として温暖化などの気候変動の問題が、盛んに語られるようになってきました。「今までに経験したことのない」という枕詞で、大雨や大雪、高温などの異常気象が報道され、私たち自身も直接経験することが珍しくなくなりました。異常気象の影響で自然災害による被害が増えたり、食糧不足や病気の蔓延が問題となったりと、大きな影響が出ています。

　環境汚染といっても、温暖化につながる大気汚染だけが問題なのではありません。川や海に汚染物質が流れ込む水質汚染も深刻です。大気汚染のようにスモッグが出たりするのと違って、目で見て直接観察しにくいので、何らかの健康被害が出てから問題にされることが過去にもたくさんありました。1950 年代には、熊本県の水俣市でチッソという会社が水銀で汚染した水を海に放出していたことで、水俣病が深刻な被害を生むことになりました。その被害を受けた人たちによる訴訟は、2024 年の現在でも続いています。過去の過ぎ去ったお話ではないのです。

　また土壌汚染も深刻です。1950 年代には富山県の神通川流域のカドミウム汚染がありましたし、最近では 2011 年 3 月 11 日の東日本大震災による福島県の原子力発電所の爆発による土壌汚染も深刻です。表層の土を剥ぎ取ることによる土地の除染が進められてきましたが、それはあくまでも住宅や人が活動している領域に限られています。広大な山林での除染は、ほぼ不可能なのではないかと考えられます。

　大気汚染、水質汚染、土壌汚染のいずれにしても、一度起こった環境汚染は元へ戻すことが極めて困難で深刻な状態を生み出すということだと思います。深刻な影響は、私たち人間に及ぼされるだけではなく、地球上のすべての生き

物にとって取り返しのつかない事態を招くことになるのです。

　大気汚染については、自動車の排出するガスも無視できないと言われます。日本でもそのことは深刻に受け止められ、東京都、神奈川県、埼玉県、千葉県では 2003 年からは適正なガス規制が行われていないディーゼルエンジン車は、域内を走行することができなくなっています。その後、他県でも追随する動きが起こっています。

　最近までは、中国での車による排気ガスが深刻だと問題視されてきました。その結果、中国では電気自動車の販売と普及が、かなりの速度で進行しています。また、人口が中国を抜いて世界一となったインドでは、2024 年の現在まさに自動車の排気ガスによる大気汚染が、都市部では大きな問題となっているようです。

　世界的な動向として、今後はディーゼル車に限らずガソリン車など内燃機関を動力とする自動車は、その製造も販売も禁止されるようになると思われます。しかし、そうした動きに反発する意見もあります。電気自動車は、走行時にはガスを排出せずクリーンだけれども、車を作る段階、電気を作る段階では大気汚染から逃れることはできないのではないか、というものです。また、直接燃料を燃やして走行エネルギーに変換するエンジン車と比べて、もし電気を作るために石炭などを燃やして電気を作り、その電気を使って走行するという電気自動車では、段階が増える分だけ燃料効率が悪くなり、大気汚染を進めてしまうのではないかという意見もあります。さらに、自動車に積載する電池の重さや充電放電効率の悪さ、劣化して使えなくなった電池の処理の問題など、解決すべき課題が山積していることも事実です。

　環境に大きな負荷をかけずに豊かで健やかな暮らしをしたい、というのが私たちの共通の願いだと思います。つまり、これからも発展していく社会を念頭におきながらも、持続可能な方法でそれを成し遂げたいという考え方が、SDGs（エス・ディ・ジーズ；Sustainable Development Goals；持続可能な開発目標）です。国際連合が決めた次の 17 の目標が掲げられています。

　1. 貧困をなくそう、2. 飢餓をゼロに、3. すべての人に健康と福祉を、4. 質の高い教育をみんなに、5. ジェンダー平等を実現しよう、6. 安全な水とトイレを世界中に、7. エネルギーをみんなにそしてクリーンに、8. 働きがいも

経済成長も、9．産業と技術革新の基盤をつくろう、10．人や国の不平等をなくそう、11．住み続けられるまちづくりを、12．つくる責任つかう責任、13．気候変動に具体的な対策を、14．海の豊かさを守ろう、15．陸の豊かさも守ろう、16．平和と公正をすべての人に、17．パートナーシップで目標を達成しよう（公益財団法人日本ユニセフ協会ホームページ）。

SDGs のエス、sustinable の動詞形サステイン（sustain）とは、維持する、持続するという意味です。以前、LOHAS（ロハス）という言葉が流行ったこともありました。これは、Lifestyles of Health and Sustainability の頭文字をとった言葉です。健康で持続可能なライフスタイル、という意味です。まさに、本書の目指している方向と合致する言葉だと思います。

環境と言えばエコという言葉も、流行りました。エコは eco ですが、ecology のエコなのか economy のエコなのか判然としません。「この車はエコだよ」と言っている時、その車が排出ガスを出さないエコロジカル（生態系を守る）車だと言っているのかもしれません。一方で、燃費が良くて維持費にあまりお金がかからないエコノミー（経済的）だと言っているのか、どちらなのでしょうか。

割り箸を使う日本人は、森の木を無駄に使い捨てているのでエコ（ecology）ではないという意見があります。だからマイ箸を持ち歩いて、外食の時も割り箸は使わないという人もいるでしょう。一方で、間伐材を使って割り箸を作れば、森を育てることになるのでとてもエコ（ecology）だという意見もあります。論争は長く続いているようです。皆さんはどのように考えるでしょうか。しっかりと基本的で客観的なデータを集めた上で、科学的に議論するべき問題だと思います。

最後に地球規模での環境について、示準化石のことに触れておきたいと思います。示準化石とは、その化石が発見された地層の地質年代がわかるというものです。なぜかといえば、示準化石になった元の生物は、今は現生しない生物で、多数の個体が地球上に広く分布し、短期間のみ栄えた生物だからです。ですからその生き物の化石が見つかるということは、その地層はある時代のものだということがわかるのです。

私たち現生人類（Homo Sapiens）は、数 10 万年前から現在まで、地球の生

物の歴史から言えばごく短期間だけ地上に存在している生き物です。もし今後の何十年か後に絶滅してしまうようなことがあるとすると、後世の知的生物からは人類の化石が示準化石として珍重されるようになるかもしれないのです。なぜかと言えば、その未来のある時点において、人類は現生しない生物で、多数の個体が地球上に広く分布していますし、わずか数10万年間ほどの短い期間だけ栄えた生物だからです。

　人類が自らの行動によって、示準化石になることがないように願うばかりですが、そのためには私たち一人ひとりが日々の生活を社会全体や地球規模のことを考えながら「健やかに」送ることが何よりも大切なことだと思うのです。

〔文献〕

Abel, E. L. & Kruger, M.（2006）. Nicknames increase longevity. *OMEGA—Journal of Death and Dying*, 53(3), 243-248

ベネディクト，R.（長谷川松治訳）(1972). 菊と刀―日本文化の型. 社会思想社

Berkman, L. F. & Breslow, L.（森本兼曩監訳・星旦二編訳）(1989). 生活習慣と健康―ライフスタイルの科学. HBJ 出版局

公益財団法人日本ユニセフ協会ホームページ　SDGs 17 の目標. https://www.unicef.or.jp/kodomo/sdgs/17goals/（2024 年 5 月 26 日参照）

Sikora, J., Evans, M. D. R., Kelley, J.（2019）. How books in adolescence enhance adult literacy, numeracy and technology skills in 31 societies. *Social Science Research*, 77, 1-15

WHO 編（川畑徹朗・高石昌弘・西岡伸紀・石川哲也監訳　JKYB 研究会訳）(1997). WHO・ライフスキル教育プログラム. 大修館書店

近藤　卓（こんどう　たく）

1948 年生まれ。日本ウェルネススポーツ大学教授。専門は健康教育学、臨床心理学。博士（学術）、臨床心理士。日本いのちの教育学会・理事長、日本学校メンタルヘルス学会・理事。東京大学大学院教育学研究科博士課程満期退学。高等学校教諭、中学校・高等学校カウンセラー、ロンドン大学研究員、東海大学教授、山陽学園大学教授などを経て現職。

主な著書：

『ありのままの自分〜大人の自己肯定感を育てる〜』エイデル研究所、2023

『PTG と心の健康〜傷つきを持った存在として生きるために〜』金子書房、2022

『誰も気づかなかった子育て心理学〜基本的自尊感情を育む〜』金子書房、2020

『いじめからいのちを守る〜逃げろ、生きるため〜』金子書房、2018

『子どものこころのセーフティネット〜二つの自尊感情と共有体験〜』少年写真新聞社、2016

『乳幼児期から育む自尊感情〜生きる力、乗りこえる力〜』エイデル研究所、2015

『基本的自尊感情を育てるいのちの教育〜共有体験を軸にした理論と実践〜』（編著）金子書房、2014

『子どもの自尊感情をどう育てるか〜そばセット(SOBA-SET)で自尊感情を測る〜』ほんの森出版、2013

『PTG　心的外傷後成長〜トラウマを超えて〜』（編著）金子書房、2012

『二十歳までに考えておきたい 12 のこと〜現代人の暮らしといのち〜』（編著）大修館書店、2012

『自尊感情と共有体験の心理学〜理論・測定・実践〜』金子書房、2010

『死んだ金魚をトイレに流すな〜「いのちの体験」の共有〜』集英社新書、2009

『いのちの教育の理論と実践』（編著）金子書房、2007

『「いのち」の大切さがわかる子に〜こんな体験で生きる喜びを実感できる!〜』PHP研究所、2005

『パーソナリティと心理学〜コミュニケーションを深めるために -』（編著）大修館書店、2004

『いのちの教育〜はじめる・深める授業のてびき〜』（編著）実業之日本社、2003

『いのちを学ぶ・いのちを教える』大修館書店、2002

　　他多数。

心理学から学ぶ健康

こころとからだと人間関係

2024 年 12 月 25 日　初版第 1 刷発行　　　　　　　〔検印省略〕

著　者　近　藤　　卓

発行者　金 子 紀 子

発行所　株式会社　金 子 書 房

　　　　〒112-0012　東京都文京区大塚3-3-7

　　　　TEL　03-3941-0111(代)

　　　　FAX　03-3941-0163

　　　　https://www.kanekoshobo.co.jp

　　　　振替　00180-9-103376

印刷　藤原印刷株式会社　　製本　有限会社井上製本所

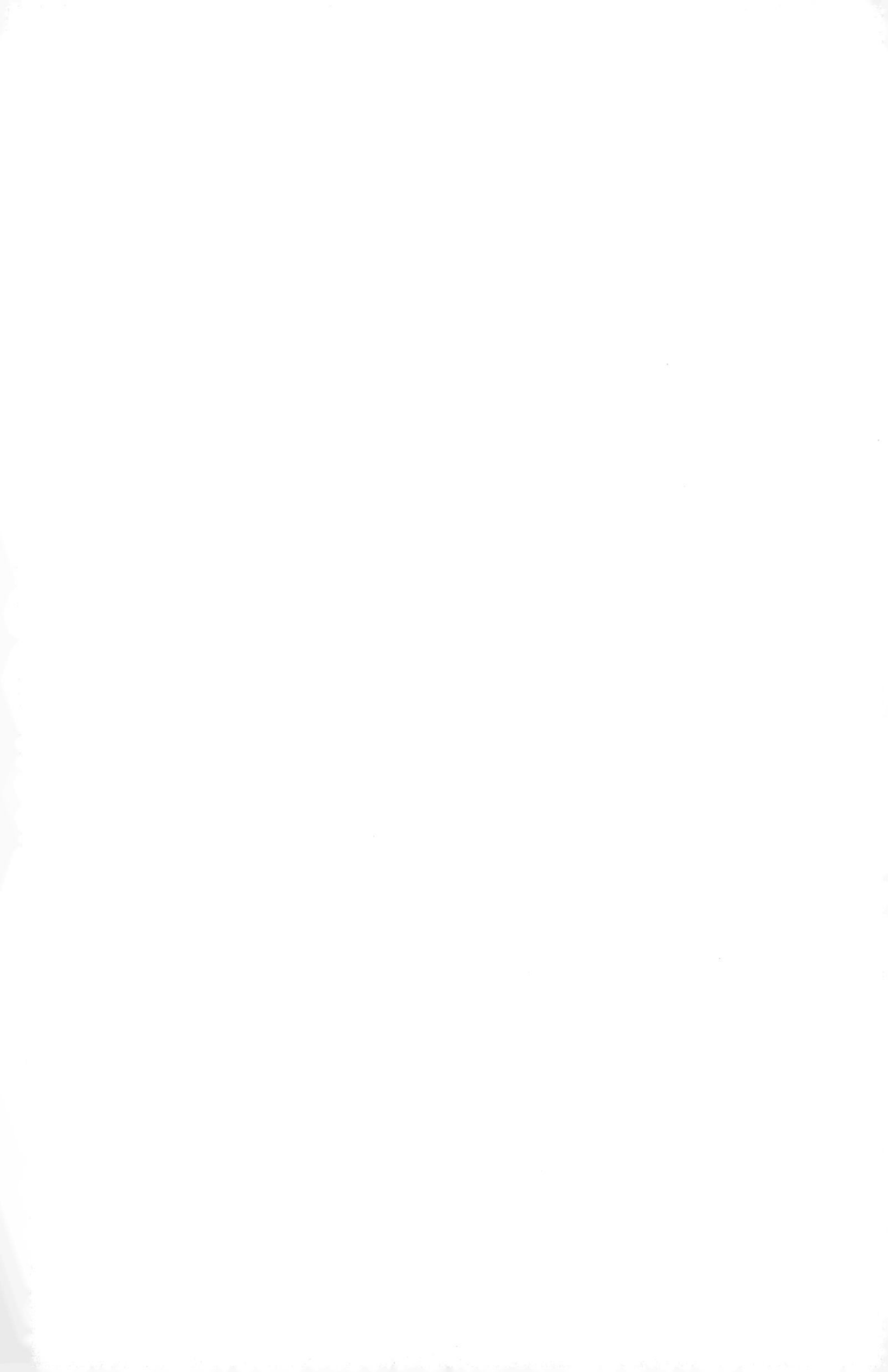